# 「脱力」はなぜ体にいいのか

――「痛み」と「疲れ」を1分でとる体操――

鈴木 亮司

青春新書
PLAYBOOKS

JN107917

## ■はじめに

腰痛や肩コリなどの痛み、なんとなく疲れている、眠れない、気分が落ち込む……。多くの人がそうした不調を少しでも改善しようと、整体に通ったり、筋トレやジョギングをしたり、病院に行ってみたりしています。でも、それで本当に調子が良くなった人はどれぐらいいるでしょうか。おそらく、あまり変わらないと感じている人が多いはずです。

なぜなら、そうした不調の原因の多くは、筋肉や骨格の問題でも、単なる運動不足でもなく、「気づかない緊張」にあるから。

実は現代人は、ほとんどの人が無意識に体のどこかを力《りき》ませて暮らしているため、どうしても不調が発生してしまうのです。

では、なぜ現代人は緊張しているのでしょうか。

それは、仕事や人間関係などのストレスはもちろん、大量に浴び続けている照明、パソコンやスマホなどの影響、運動不足などが大きく関係しています。私たちはたとえ自覚していなくても、現代に生きている限り、誰もが日々ストレスを受け、体を力ませているのです。

そうした無駄な力みは、痛みやコリの原因となるばかりか、自律神経を乱し、睡眠や精神状態にも悪影響を及ぼします。血流が悪くなり新陳代謝を妨げ、疲れや病気の原因にもなっているのです。

本書では、私たちが力んでしまう理由と、脱力することで体と心にどんな良い効果があるのかを解説した上で、自然と緊張がとれていく体操を2種類紹介していきます。

ひとつは、人が本来持っている揺らぎを取り戻し、無駄な力みを解消していく「脱力スワイショウ体操」。

気功や太極拳の準備運動として知られるスワイショウをヒントに、誰でも簡単にできる体操にアレンジしたものです。

もうひとつは、私たちが脳内に持っている身体地図を鮮明にすることで体の感覚を取り戻し、無駄な力みをとる「ボディマップ体操」。

私たちの体に感覚が不鮮明な部分があると、脳は不安になってその部分を緊張させてしまうため、感覚を元に戻すことで緊張を解いていく体操です。腰痛や肩コリ、不眠など、力みが原因で起きやすいトラブルごとに、それぞれを解消する体操としてまとめました。

どちらも、ひとつひとつの動きは約1分ほど。誰でも簡単にできるラクな体操ばかりです。2種類の体操を組み合わせて行うことで脱力すれば、体も心もリラックスできて、すぐに痛みと疲れをリセットできます。最初は一時的でも、これらの体操を続けていれば、自律神経が整い、血流も新陳代謝も良くなって、気になっていた不調がどんどん軽減されていくでしょう。ぜひあなたも、脱力できる体を手に入れてください。

## 第1章 体と心の健康には、「脱力」が必要です

## 第2章 その不調、「無意識な力み」が原因かもしれません

## 第3章 「無意識な力み」は、心の健康にも深くかかわっています

## 第4章 無駄な力みを解消する「脱力スワイショウ体操」

第5章

# 痛みやコリを改善する「ボディマップ体操」

# 第1章

# 体と心の健康には、「脱力」が必要です

## 現代人は緊張を強いられている

現代人の多くは、体と心のどこかに不調を感じています。まったくどこも問題を感じていないという人はほとんどいないでしょう。特に、都会になればなるほどその傾向は高く、中でもビジネスマンの方は不調を抱えている確率が非常に高いようです。なぜでしょうか。

仕事や人間関係でストレスを抱えているからと考える人が多いと思いますが、実はもっと根本的な大きな原因があります。

それは、光刺激によるストレスです。

現代人の多くは、自然光以外の光を1日中、1年中、浴びまくっています。照明の光はもちろんですが、スマホ、パソコン、テレビなどの光を浴びない日はありません。私たちは、江戸時代の1年分の光をたった1日で浴びているといわれているのです。

まれに「自分はまったくストレスを感じていない」という人がいますが、日中に照明、スマホ、パソコン、テレビの光を一切受けていない人はまずいません。ストレスがないと思っている人も、本人が気づいていないだけで、光刺激によるストレスを受けているのです。

人間は、光を浴びると、自律神経のうち交感神経が優位になり、脳と体が活性化します。夜になって光を浴びなくなると、副交感神経が優位になり、脳と体がリラックスします。

よく言われるように、昔の人は、日の出とともに光を浴びることで交感神経が優位になってきて活動を開始し、日が沈むと副交感神経が優位になってきて、眠りにつく生活を送っていました。

これに対して現代人は、光を浴び続けることにより、夜になってもずっと昼間のような状態で生きていることになります。本来、交感神経と副交感神経の両方が働くべきなのに、交感神経ばかりが働き続けているのです。私たちの脳と体にとっては、大変なストレスです。

そもそも交感神経は、生きるために狩りをしたり猛獣から逃げるとき、瞬時に動けるようにするために血圧と呼吸数を上げ、筋肉を緊張させる働きを持っています。交感神経が亢進《こうしん》している状態は、いわば〝臨戦状態〟。光刺激によるストレスで交感神経が亢進し続けていると、私たちの体は緊張し続けることになります。現代人は、ほぼ全員が、無意識のうちに多くの時間、緊張して暮らしているのです。

無駄な緊張が続けば、体は力み、どこかにコリができたり痛みが出たりします。血流が悪くなり新陳代謝も妨げられるため内臓にも影響が出て、体調不良になったり病気になったりすることもあります。

光に囲まれた現代を健康に生きるには、この力みをとることを意識して行うことが、誰にとってもとても重要なのです。

## 近くを見続けることで、無意識な力みが生まれる

現代人の体が力んでいる原因は、光刺激以外にもいくつかあります。

そのひとつが、近くを見すぎているということです。

近くを見るには、ピントを調節する筋肉である毛様体筋をぎゅっと緊張させる必要があります。実は、この毛様体筋を緊張させないでおくには、人は6メートル以上遠くを見続けなければなりません。

四方6メートル以内に何もない生活など、現実的にはあり得ません。それどころか、1日中目の前でパソコンのモニターや書類、本などを見続ける生活を送っている人は少なくないでしょう。さらに多くの人は、ふと時間ができれば、スマホの画面をじっと見ています。

本来、人の眼は近くを見続けるためにできていません。それは大昔

であれば、猛獣に襲われたときぐらいしかあり得ない特別な状況だったからです。パソコンやスマホを目の前でじっと見ている状態は、脳からすれば〝戦闘状態〟がずっと続いているのと同じなのです。

戦闘状態が長く続けば、当然、体は疲れてしまいます。そこで脳は、緊張状態が長く続くと体に疲労感を感じさせ、戦闘状態を一時ストップさせようとします。脳が身を守るために体にストッパーをかけるのです。ですから、これほど近くを見続けている現代人は疲労感を感じて当然であり、むしろそれが正常ともいえるでしょう。

さらに、じっと近くを見て目が止まっていると、頭の動きも止まります。すると、耳の奥にあり、私たちの平衡感覚を司《つかさど》っている三半規管も動かないため、その機能が衰えていきます。三半規管が衰えると体のバランス感覚が狂い、結果的に姿勢が崩れるため、不自然な力みが生まれます。これがさらなる緊張を生んでいるのです。

## 自然な揺らぎが止まっている

現代人は近くを見続けることで、体の自然な揺らぎも止めてしまっています。実はこれも、無意識の力みを生む原因になっています。

本来、人の体はずっと小さく揺らいでいるものです。心臓が動いているし、呼吸もしているので、体は微妙に動きます。地球はマッハ1・4ぐらいの速さで回転しているため、その影響も受けています。じっと止まっていることのほうが、むしろ不自然な状態なのです。

逆に言えば、体をじっと固定させているのは、ものすごく体に悪い状態といえるでしょう。赤ちゃんは揺らせば泣きやみますし、大人もロッキングチェアなどで体を揺らすと気持ちいいものです。おそらく人間の本能と考えられます。

現代人の体の揺らぎが止まってしまっている大きな理由のひとつが、近くを凝視することで目が止まっていることにあります。多くの人が、あまり体を使うことがなく、目ばかり使っているのです。その結果、体は常に緊張状態にあり、自然な揺らぎは止まってしまいます。

体の揺らぎが止まり、呼吸も浅くなると、首や肩が硬直してコリが生まれます。腰やひざに痛みが出ることもあります。緊張状態が続くことで、疲れやすかったり、体調がどうも悪かったり、睡眠障害やうつ症状が出てしまうこともあります。

こうした症状に心当たりがある方はもちろん、そうでない人にも、不自然な緊張をとって本来の自然な状態の体と心を取り戻していただくため、まず取り組んでほしいのが、本書で紹介している「脱力スワイショウ体操」なのです。

なお、体が緊張する大きな要因がもうひとつあります。それは、脳内にある身体地図＝ボディマップが不鮮明になっていることです。私たちの脳は、ボディマップを参照しながら、体のどこが触られているか、どこがどれくらい動いているかといった感覚を認識しています。ボディマップに不鮮明な部分があると、脳は不安になってその部分に〝緊張しろ〟と信号を発します。さらにひどくなると、痛みを発生させることもあるのです。

ボディマップが不鮮明なことが主な原因で起きている緊張を解消するには、その部分を触ったり動かしたりすることでボディマップを鮮明にする「ボディマップ体操」が有効です。

ボディマップ及びボディマップ体操については、第5章で改めて詳しく解説します。

## 気づいている緊張と、気づいていない緊張

脱力するために、まず非常に重要なことは、自分の体に力が入っているのを自覚することです。

首コリや肩コリなどがある方は緊張に気づいていることが多いのですが、その他の部分については、自分が緊張していること、力んでいることに気づいていない人が非常に多いです。

マッサージなどを受けるとき、台の上にうつ伏せになってどこにも力が入っていないはずなのに、「肩に力が入ってますね」とか「腰が緊張してますね」と指摘されたことはありませんか。美容院でシャンプーしてもらうときも、本人は首に力を入れていないつもりでも、「力を抜いてください」と言われて、緊張していたことに気づいたと

いう人も少なくないでしょう。それほど力みというものは、無自覚なものなのです。

皆さんは、アウターマッスルとインナーマッスルという言葉はご存じでしょう。アウターマッスルは、体の表面を覆っている筋肉であり、インナーマッスルは体の内側にある筋肉です。無意識の力みは、主にアウターマッスルに生じています。

アウターマッスルは主に体を動かすときに使われる、瞬発力を発揮する筋肉で、インナーマッスルは主に体を支えるのに使われる、持久力がある筋肉です。姿勢が崩れ、インナーマッスルがちゃんと仕事をしなくなると、アウターマッスルがインナーマッスルの代わりをしなければならなくなり、アウターマッスルに力みが生まれるのです。元々アウターマッスルにはインナーマッスルのような持久力がないので、体を支えていると無意識に力んでしまうのです。

# 三半規管が狂っている限り、無意識の緊張は解消できない

ほとんどの現代人は、近くを見続けていることで頭の動きが止まり、耳の奥にある三半規管の機能が衰えています。三半規管が衰えると、体のバランス感覚が狂い結果的に姿勢が崩れるため、不自然な力みが生まれます。

三半規管の衰えについて、もう少し詳しく見てみましょう。

姿勢を正しく保つには、固有受容覚と前庭覚が正しく働いていることが大前提です。これらは、視覚、聴覚、嗅覚、味覚、触覚同様、私たちの感覚の一種です。

固有受容覚とは、自分の身体各部の位置や動き、力の入れ具合などを感じる感覚です。筋肉や関節を通して感じているもので、固有受容

覚にトラブルがあると、手足を動かしている感覚がわかりにくく、力加減や運動のコントロールが難しくなります。

前庭覚は、自分の体の傾きやスピード、回転を感じる感覚です。耳の奥にある三半規管と耳石《じせき》（耳の奥にある耳石器についているごく小さな石のようなもの）を通して感じているもので、一般的に「三半規管」と表現されていることが多いようです。

前庭覚の働きには、次のようなものがあります。

**①覚醒を調節する**

眠くなったとき、頭を振って目を覚まそうとした経験はありませんか？　眠くて頭がぼんやりしているときに、前庭覚を刺激すると脳は目覚めます。

**②重力に抗《あらが》い姿勢を保つ**

前庭覚が狂っていると、重力に抗い最低限の適切な緊張で体を起こし、姿勢を保つことができません。

**③バランスをとる**

自分の体が傾いているかどうかを確認します。まっすぐに立っているつもりでもいつも右や左に傾いてしまう人は、前庭覚が狂っている可能性があります。

**④眼球運動をサポートする**

体が回転を感じると、それに応じて目の動きをコントロールします。

**⑤自律神経を調節する**

前庭覚は自律神経とも関係が深いため、前庭覚からの情報によって自律神経にも影響が出ます。乗り物酔いは、前庭覚で得た平衡感覚などの情報を脳が処理しきれないことで自律神経が乱れ、気分が悪くなっている状態です。

前庭覚は、体の水平・垂直を認知するとても重要な感覚であるため、この機能が弱ってしまうと、入ってくる情報も、それに対応する体の動きも全部狂ってしまいます。言ってみれば、地球上にいる感覚がずれてしまっているようなものです。すごいストレスになりますし、体は力まないとそのままの姿勢を保っていることができなくなります。当然、心身ともに疲れやすくなるでしょう。

ですから、姿勢が悪い人は、常に体に力が入っていると考えて間違いありません。しかし本人は、「自分は姿勢が悪い」とは自覚していても、「自分は緊張している」とは思っていません。「なぜかわからないが体が疲れやすい」と感じていて、整体などに通いがちです。

整体で筋肉や骨格にいくら働きかけても、平衡感覚を感知する三半規管が狂っていたら、一時的に良くなってもすぐに元に戻ります。根本的に姿勢や体の緊張を治したかったら、まずは三半規管を整えることが必要不可欠なのです。

## 体が緊張しているかどうかを確認してみる

現代人は、ほとんどの人が体のどこかに無駄な力が入って緊張していますが、その程度には差があります。

体がかなりの緊張状態にあるかどうかを正確に確認することはできませんが、ひとつの目安として、前屈と後屈をしてみるとある程度判断できます。

前屈をしてみて、おおよそ手の指が全部つくぐらいまで曲がる人は、緊張状態はそこまで深刻ではないと考えられます。

後屈は腰を痛めやすく、自分ではわかりづらいので目安はあげられませんが、両手を腰に当てて上半身を後ろに反らせようとしたとき、ほとんどできない人は緊張が進んでいると考えて間違いないでしょう。

前屈が問題なくても、後屈がまったくできない人もいて、こういう人もどこかに力みが入っている可能性が大きいです。

体の柔らかさには骨格も関係していますが、基本的に、体が柔軟な人は緊張の度合いは低く、硬い人は高いといえます。

ですから一般的に、人は大人になればなるほど体が硬くなり、緊張が強くなっていく傾向にあります。

思い出してみてください。多くの人が、子どもの頃はブリッジができたはずです。しかし、大人になるにつれて運動不足に陥り、日々のストレスも増え、緊張の度合いを高めていく中で、体はどんどん硬くなっていくのです。

ただし、近年の子どもたちはゲームばかりやっていて、スマホを持っているケースもあり、体が硬く、すでに緊張している子が多いです。

昔に比べて目からの緊張が増え、大人のように体が硬直しているのです。

ここで改めて言っておきたいのは、体が硬いというのは筋肉の問題ではないということです。実のところ、中国雑技団の体が非常に柔らかい人と、体が硬い人の筋肉の硬さには差はありません。体が硬い人は、緊張により、体の可動域が狭くなっているということであり、それ以上動かすなと、脳がストッパーをかけている状態なのです。

試しに、ゆったりとした深呼吸を数回行い、体の柔らかい猫をイメージしながら「にゃ〜」と声に出して前屈をしてみてください。もうこれだけで、体の力みがとれ、前屈が楽になるはずです。

重要なのは、筋肉そのものの硬さではなく、脱力することなのです。

## 筋肉を鍛えることで、緊張を高めてしまっている

近年は、アウターマッスルを鍛えることで、体の自然な揺らぎが止まり、緊張を高めてしまっている人が見受けられます。

体が自然に揺らぐためには、ある程度柔らかさが必要です。体の表面をとりまくアウターマッスルが硬く鍛え上げられていたら、どうしてもしなやかさは失われてしまいます。当然、自然の揺らぎもなくなります。

一般的なウエイトトレーニングや、腹筋に力を入れて行うトレーニングの多くは、表面の腹筋や背筋を鍛え、体の外側をがちがちに固めてしまいます。こうなるとインナーマッスルが動かなくなり、体幹は働かなくなります。結果的にアウターマッスルだけでバランスをとっ

たり動いたりするようになり、筋肉の力み、硬直や痙攣《けいれん》につながっていくのです。

試しに腰まわりをさわってみて、背骨の横の筋肉ががちがちであれば、中の筋肉はほとんど動いていないと思ってよいでしょう。

反対に、インナーマッスルがしっかり使えていると、アウターマッスルの力みが抜けていきます。つまり、インナーマッスルがしっかり使えている人のアウターマッスルは柔らかいのです。

筋トレを行っていない人でも、現代人はアウターマッスルの緊張によってインナーマッスルが使えなくなっている人が多いです。こうした状態を解決するには、いわゆる筋トレではなく、まずはアウターマッスルを脱力し、体の自然な揺らぎを取り戻すことが重要なのです。

自然な揺らぎがないと、体の動きと頭の動きも止まっていくので、三半規管が弱まり、正常に働かなくなっていきます。

ただでさえ、現代人の三半規管は弱くなっています。自然界ではあり得なかった舗装された平らな道ばかりを、靴下や靴を履いた足で歩いていれば、目や三半規管、足の裏の感覚をはじめ、さまざまな感覚が鈍っていくのは当然でしょう。

脱力スワイショウ体操をすれば、体の力みがとれるのはもちろん、頭も目も適度に動くことで、三半規管を鍛えられます。三半規管が整い、水平・垂直感覚が調節されてくると、姿勢も整い、自律神経も整っていきます。

脱力することで自然な揺らぎも取り戻すことができ、インナーマッスルも使えるようになって、良い循環が生まれてくるのです。

# 力んでいると横隔膜の動きが悪くなり、体と心に悪影響が

無意識の力みは、呼吸と深い関係にある横隔膜の動きにも大きな影響を与えています。

横隔膜は、胸と腹を横に隔てている大きな筋肉です。腰の少し上の背骨から出て体の前方に向けて広がり、肋骨に付着するドーム状になっています。横隔膜より上が胸腔、下が腹腔です。

ここで、横隔膜と呼吸の関係について解説しておきましょう。

呼吸は、ご存じのように肺に空気を取り込むことで行っているわけですが、肺そのものは自力で動くことはできません。

私たちが呼吸をするときに大きな役割を果たしているのが、インナーユニットと呼ばれる筋肉群です。これは、横隔膜のほか、肋骨の下

のお腹の部分を全体的に覆っている腹横筋《ふくおうきん》、骨盤《こつばん》の下にハンモックのようについて内臓を支えている骨盤底筋《ていきん》、背骨まわりの多裂筋《たれつきん》で構成されています。つまり、私たちの腹腔は、上から横隔膜、下から骨盤底筋、横と前が腹横筋、背面を多裂筋が囲むことで、箱状になっています。横隔膜が下がることで、これらの筋肉がグッと近寄り、胸腔が広がって肺に空気が入ってくるのです。しっかり呼吸ができていないということは、インナーユニットが働いていないということになります。

ですから、無意識に体が力んでいると、横隔膜を中心に、インナーユニットの動きが悪くなり、呼吸が浅くなります。

呼吸が浅くなるというのは恐ろしいもので、体や脳のあらゆるところに悪影響を及ぼします。酸素が行き渡らなくなるので、思考がぼーっとしたりするのです。

さらに、筋肉は使わないとどんどん弱っていくので、呼吸が浅くなれば、インナーユニットが全部弱っていきます。こうなると結果的に体幹に力が入らなくなり、グラグラの体を支えようと、さらにいろいろなところに無理な力みが生まれてしまいます。

また、体幹は体の中心部を支えているだけではなく、腕や足などを動かすときにも重要な役割を果たしています。私たちが腕や足を動かすときは、まず最初に体幹の筋肉でフィード・フォワードという先行収縮が行われています。体幹がグラグラしていては、腕も足もちゃんと動かせないからです。また、腰痛持ちの人は、体幹の先行収縮が遅いというデータもあります。

不自然な力みをとって横隔膜をはじめとしたインナーユニットの動きを良くすることは、呼吸を深くして脳と体の調子を整えるための第一条件なのです。

# 体の緊張は呼吸・自律神経を乱し、睡眠障害やうつ症状を招く

無意識の力みがあることで呼吸が浅くなると、その影響は想像以上に広範囲に及びます。そのひとつが、横隔膜と関係が深い自律神経への影響です。交感神経と副交感神経のバランスが乱れると、疲れやすくなったり頭痛やめまいが起きやすくなるほか、内臓の働きや精神状態にも悪影響を及ぼします。

現代人は交感神経ばかりが働く状態になっているので、できるだけ副交感神経も働くように自律神経を整えていく必要があるのですが、この調整を私たちが意識的に行うことができる唯一の方法が、呼吸です。深い呼吸を続けていると副交感神経と関係が深い横隔膜が大きく上下し、結果的に副交感神経のスイッチが入ります。深呼吸を繰り返

しているとリラックスでき、脱力できるのはそのためです。

力みがあることでインナーユニットが動かなくなると、深い呼吸ができる腹式呼吸ができなくなり、肩を上下して呼吸することになります。すると、本来動くべき肋骨がほとんど動かなくなって硬くなる上に、交感神経がずっと亢進しっぱなしの状態になってしまいます。

私は、睡眠に問題がある方には、脱力することで呼吸の乱れを直すように指導しています。深くゆったりとした呼吸で副交感神経を優位にしていかないと、私たちは眠ることができないからです。

体に力みがあり交感神経が亢進し続けていると眠れない日が続き、気づいたときにはうつ病の入口に立っていることも少なくありません。

反対に、呼吸が深くなって横隔膜がしっかり動くと副交感神経が優位になり、私たちは自然と眠りに落ちていきます。しっかり良質の睡眠をとることが体と心を癒すことは、改めて言うまでもないでしょう。

# 脱力するには、吐く呼吸を意識することが大切

全身の無駄な力みをとる脱力スワイショウ体操のやり方は第4章で詳しく述べますが、ここで脱力するために重要な呼吸のポイントを2つ紹介しておきましょう。

それは、呼吸は鼻で行うことと、吐く呼吸を意識することです。

まず、鼻で呼吸すると鼻腔で一酸化窒素が出て血管が拡張します。その結果、血の巡りが良くなり、酸素が体中に行き渡りやすくなります。

そして、5秒で吸って10秒で吐くなど、吐く呼吸を長くするように意識してみてください。

長くゆっくりと吐くと、横隔膜が大きく動くことで副交感神経が亢進され、リラックス効果を生むのです。もちろん、脱力効果もありま

す。特に首と肩は横隔膜と関わりが深いため、首コリ、肩コリの人は、特に吐く呼吸を意識してみるとよいでしょう。

ちなみに、吐く呼吸の重要性は最近よくいわれていることではありますが、吸うことによって私たちは大事な酸素を取り入れているのに、どうして吐く呼吸が大切なのか、不思議に思ったことはありませんか。

理由は、横隔膜の動きなども関係していますが、二酸化炭素が私たちの体内で重要な働きをしているからです。皆さん、酸素に比べると二酸化炭素に対してあまり良いイメージを持っていないと思うので、少し解説しておきましょう。

私たちの体内では、赤血球の中にあるヘモグロビンが、体中の細胞に酸素を運んでいます。その際、必ず必要になるのが実は二酸化炭素なのです。私たちの体の細胞をひとつひとつの家にたとえると、その中にはエネルギーを作り出すミトコンドリアが住んでいます。ヘモグロビンが宅配便のように酸素を運んできたとき、それを受け取るのに必要なのが二酸化炭素です。二酸化炭素が少ないと、せっかく酸素が運ばれてきても、ヘモグロビンはちゃんと酸素を渡さずに帰ってしまうのです。二酸化炭素によってヘモグロビンから酸素を切り離す現象を、ボーア効果といいます。酸素を吸ってばかりいると過呼吸になって苦しくなるのは、体内の二酸化炭素濃度が低くなることで、結果として末梢では酸欠になりやすいからです。

体の隅々まで酸素が行き渡れば、ミトコンドリアはＡＴＰ生産といって、アデノシン３リン酸というエネルギーを作り出します。我々は筋肉の伸縮をすべてＡＴＰで行っているので。ＡＴＰがなければ私たちの体はまったく動かなくなってしまいます。

私たちは、吐くことによってリラックス効果が得られるだけでなく、全身を動かすエネルギーもしっかり生み出しているのです。

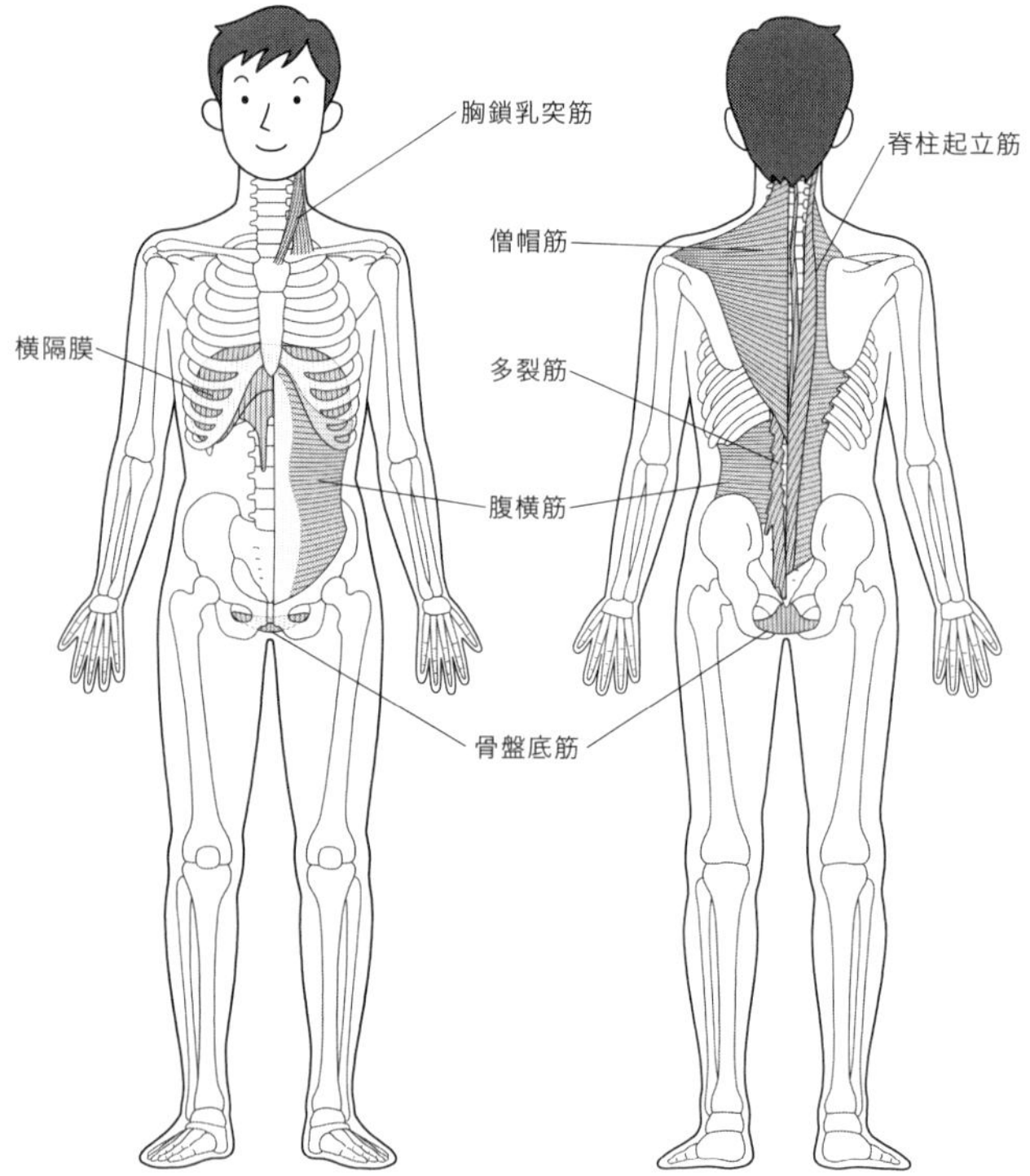
胸鎖乳突筋
脊柱起立筋
僧帽筋
横隔膜
多裂筋
腹横筋
骨盤底筋

# 第2章

# その不調、「無意識な力み」が原因かもしれません

## 背骨まわりが力むことで姿勢が崩れると、さまざまな不調が発生する

第1章では、私たちの体は常に無意識の力みが生じていることを明らかにし、その原因は、光刺激によるストレス、近くを見続けていること、体の自然な揺らぎが止まっていること、頭を動かさなくなって三半規管が弱っていることなどであると解説しました。第2章では、こうした力みが原因となって体に現れる主な不調について、そのメカニズムを説き明かしていきましょう。

まずは、姿勢が崩れることで、肩コリや腰痛、疲労感など、病院に行くほどでもないものの、どうも気になるさまざまな不調に見舞われているケースです。こういう人は、背骨まわりに力みがあり、背骨のしなりがなくなっていることが多いです。

健康的で優秀なアスリートは、あまり頭を動かさずに体を動かすことができます。首から下の背骨が非常に柔軟に動くため、体が右へ左へと無理なくしなるからです。これは上手に脱力できている証拠です。大リーガーの大谷翔平選手などは、背骨が非常に柔軟でよくしなっているので、あの素晴らしいピッチングやバッティングができるのです。大谷選手よりも筋力がある選手はたくさんいると思いますが、あんなに背骨や骨盤が柔軟に動く選手は見たことがありません。

無意識に力んでいる人の多くは、背骨まわりの筋肉が硬くなっていて、柔軟にしなりません。こういう人は多くの人が猫背や反り腰になったり、頭が右や左に傾いていてしまっていて、姿勢が崩れてしまっているのです。

人は起立しているとき、背骨を支える多裂筋にある程度の力が入っていますが、できる限り最小限の力で背骨を支えているのが本来の姿です。姿勢が崩れている人は、アウターマッスルである脊柱起立筋《せきちゅうきりつきん》がかなり無理な状態で頑張り続けているため、背骨の動きが悪くなり、疲れやすくもなります。不自然な力みが続いているので、肩や腰など、あちこちにコリや痛みが出やすくなります。脳にとっても強いストレスになり、なんとなく気分が悪かったり、頭痛がするなど、漠然とした不調を常に感じてしまう人もいます。

　姿勢が悪い人が意識的にただ背筋を伸ばそうとしたり、姿勢矯正コルセットなどを使ったりしても、姿勢は良くなりません。それどころか、無理やり背筋を伸ばすことで体にかかる力みが逆に増えてしまうだけです。それよりは、楽に行える脱力スワイショウ体操を行い、まずは体を脱力することを覚えたほうが、ずっと効果的です。

## 三半規管が狂っていると、力みが生じ、脳が痛みや疲れを発生させる

原因がはっきりしない痛みや疲労感も、力みからきているものが多いと考えられます。

腰痛持ちの方などに多いのですが、ずっと痛みがあるけれどレントゲンなどで調べても特に異常がないというケースがあります。こうした〝謎の痛み〟は、実は脳が発生させている可能性がとても高いです。

その根本的な原因は、やはり三半規管の狂いと、体の力みです。

私たちの体が力んだり痛んだりするのは、とどのつまり脳の判断によるものです。脳は視覚情報や三半規管からの情報、感覚情報などをインプットし、それらを総合的に判断して、筋肉に〝ポジションをとれ〟〝力を入れろ〟〝痛みを感じろ〟と、さまざまな指令をアウトプッ

トしています。

脳が判断材料にする情報には優先順位があり、第1が空間を認識する視覚情報、第2が主に平衡感覚を感じている前庭覚（三半規管と耳石）からの情報、第3が自分の体がどんな体勢をとっているか・どう動いているかといった固有覚からの情報です。

ですから、視覚情報や三半規管からの情報が間違っていると、脳は誤った判断をアウトプットしてしまいます。

たとえば、真っすぐに立っているつもりで、いつも左に傾いてしまう人、首が前に出てしまう人がいますが、まず間違いなく三半規管が弱っています。こういう人は、誰かに指摘されて姿勢を修正しても、おおもとの感覚が狂っているので、すぐに元のように傾いてしまいます。脳がそれが正しいポジションだと判断しているからです。

逆に言えば、本当に姿勢がいい人は、意識してその姿勢を保っているわけではなく、三半規管からの正しい情報を元に脳が判断し、正しい姿勢をとる指令を出しているだけです。だから本人にとってそれが一番楽な姿勢であり、なかなか疲れることがありません。

姿勢が悪い人も、猫背になってしまうのは楽だからということではなく、視覚や三半規管がそれが正しい姿勢だという間違った情報を送っていることが影響しているのです。

三半規管の狂いによって姿勢が崩れてしまった人の体では、無意識の力みが常に起きています。脳からの指示が不適切なので筋肉は正しい働き方をせず、歪みが出て不自然な力がかかっているのです。その体勢が続けば、コリや痛みが発生。やがて脳は負担がかかった体で動いてほしくないため、できるだけ動かさないように「体が疲れているぞ」とストップの指令を出します。車でいえば、あちこちに問題があるままで走り続けると崩壊してしまうので、システムが判断してエンジンを強制的にストップさせてしまうようなものです。

これが、力みによる疲労感の正体です。この場合の疲れは本当に筋肉が疲れているから発生しているものではなく、〝体に負担がかかっているから動くのをやめてくれ〟と脳が発している指令なのです。

ちなみに、うつ病もこれと似たメカニズムだと考えられています。体を守ろうとして脳が気力を失わせているのです。うつ病の人が前庭覚の働きをチェックすると、ほぼ皆さん引っかかるといわれています。

現代人は、頭を動かさない生活によって三半規管が不活性化している人がとても多く、姿勢が悪い人も非常に多いです。だからよくわからない痛みやめまいなどの不調を持っている人も多いのです。

また、三半規管の情報がずれていると、その影響で結果的にひざにも負担がかかってくる可能性があります。そしてそれが続くと変形性ひざ関節症になり、本格的な痛みが出てしまうこともあるのです。

## 首コリ・肩コリ

首コリ・肩コリは、首筋に通っている胸鎖乳突筋《きょうさにゅうとつきん》と背中を覆う僧帽《そうぼう》筋《きん》が硬くなっている状態です。

首コリ・肩コリは姿勢の崩れや緊張が原因と考えられがちですが、それだけではなく、胸鎖乳突筋と僧帽筋をコントロールしている支配神経の影響を強く受けています。

脳神経には1から12番まであり、各番号によってそれぞれ役割や担当している部位が異なります。10番は迷走神経といい、喉の知覚や運動、頸胸《けいきょう》腹部の臓器を支配しています。11番はその副神経で、迷走神経から枝分かれしたものです。これが胸鎖乳突筋と僧帽筋を支配している神経です。

迷走神経は副交感神経と密接な関係にあり、横隔膜の状態にも影響を与えています。そして、胸鎖乳突筋と僧帽筋も副交感神経の影響が大きいのです。そのため、副交感神経の働きが弱く、横隔膜の動きが悪い人は、横隔膜も胸鎖乳突筋も僧帽筋も硬くなってしまいます。

反対に、副交感神経がちゃんと働いている人は、横隔膜がしっかり動いているし、胸鎖乳突筋と僧帽筋も柔らかいのです。

また、横隔膜と関係が深い神経に横隔神経と縦隔神経というものがあり、これらは首から生えていて、首や肩の筋肉にも影響を与えています。そのため、横隔膜の動きが悪いと、首や肩にも影響が出やすいのです。

横隔膜が硬くなる主な原因は、交感神経の亢進です。体に力みが出て呼吸が浅くなると、交感神経が優位になり、横隔膜の動きが悪くなるのです。

肩コリのもうひとつの原因は、現代人の多くが猫背になることで腕が前にぶら下がる形になり、肩に負担がかかって起きているとも考えられています。こちらは、もともと視覚情報や三半規管情報のズレが根本的な原因になっていることが少なくありません。

これらの要因が複雑に絡み合うことで、首コリ・肩コリが起きているといえるでしょう。いずれにせよ、首コリ・肩コリを解消するには、首や肩の運動よりも、脱力して力みをとり、深い呼吸をして副交感神経を優位にすること、そして三半規管を整えることのほうが、よほど重要なのです。

# 腰痛

腰痛は、骨の位置がズレたり削れたりしていることで痛みが出ていると思っている人が多いようですが、実は多くの腰痛は骨などに問題がない原因不明の痛みだということがわかっています。精神的ストレスや神経系統の問題によって痛みが出ている人が非常に多いのです。

そもそも腰まわりは非常に動きが悪い場所です。腰椎の一番下のほうは意外と筋肉が少なく、支えも弱くて動かしづらいのです。

ゆえに、本来あった自然な揺らぎも止まりやすく、ボディマップも薄くなりがちです。一方で、痛みを感じる侵害受容器という痛みセンサーだけはたくさんついているので、どうしても痛みを感じやすい場所なのです。

考えてみれば、腰は体の中心部分なので、腕や足に比べれば動かしづらいのも当然でしょう。秒針の針の中心みたいなものです。私たちの体のうち、末端に脂肪がつかないのはよく動かすからで、お腹に脂肪がつく理由のひとつがほとんど動かないからです。

動かさないと、筋肉は固定に向かっていくために縮んでいきます。ひたすら収縮が続き、硬くなります。そして、硬くなれば動きが悪くなるという悪循環にはまり込みます。これは腰に限らない話ではありますが、筋肉は動いたり揺らいだりすることで柔軟性などが保たれているので、ほとんど動かずに固まっていくと、柔軟性は失われ、力みが出て痛みが発生しやすくなります。

また、〝天然のコルセット〟と言われる腹横筋の筋反応が遅い人は、腰痛になりやすいともいわれています。

筋反応とは、フィード・フォワード（先行収縮）のことで、私たちの体は、手足が動くとき、わずかに早く腹横筋が反応してそれから手足が動く仕組みになっています。体の中心である腹横筋がぎゅっとしていないと、グラグラして手足が動かしにくいからです。ですから、腹横筋の働きが悪い人は、他の腰まわりの筋肉が無理な動きをしたり、不自然に力んだりして痛みを発生させている可能性があるでしょう。

いずれにせよ、ストレスが多いと、腰にくるケースは非常に多いです。ニュージーランドでは腰痛で病院に行くと、多くの場合、抗精神薬を処方されるそうです。腰痛はストレスだと認識されているわけです。このことからも、脱力やリラックスが腰痛改善に効果があることは、納得いただけるのではないでしょうか。

## 体が常に緊張状態では新陳代謝が妨げられて病気の原因に

体が常に緊張していると、姿勢の崩れや肩コリ、腰痛だけではなく、体の内部にも深刻な影響を及ぼしている可能性があります。

緊張状態だと血管の動きが悪くなるからです。血の巡りが悪くなれば、頭や内臓、体の末端に十分に血液が行き渡らなくなります。酸素も届きにくくなるため、全身の新陳代謝が落ちてしまいます。

その結果、疲れやすくなるのはもちろんのこと、ありとあらゆるところに悪影響が出ます。足がむくむ、手足が冷えるといったわかりやすい問題だけではありません。便秘もそうです。脳の血流も悪くなるので、頭がぼーっとしたり、眠れなくなったり、頭痛がしたりする人もいます。

しかも、現代人は光刺激を受けている上に、仕事、人間関係などのストレスにより、交感神経が働きっぱなしで常に〝臨戦状態〟です。その時間が昔とは比べ物にならないほど長い。

交感神経が亢進している間は、体温が抑制され、呼吸は浅く短くなり、筋肉は収縮します。こんな状態が1日中、夜になっても続けば、サーカディアンリズム（生物が持っている生体リズム）は狂いっぱなしです。内臓の血流も働きも悪くなり、そうした状況が続くことで私たちの体に病気の種が生まれていきます。

それでも、ときに適切な脱力や休息がとれ、夜になってしっかり睡眠がとれれば、副交感神経が働いて人の体は修復に向かうのですが、それができていないと体は修復されずにどんどん壊れていきます。体力も落ち、免疫力も下がって、感染症にもかかりやすくなってしまいます。

ストレスで病気になるというのは、つまりこういうことです。日々緊張を強いられて無意識に力んでいる私たちは、自分でもまったく気づかないうちに病気の原因を抱えているのです。

自分はストレスを感じていないと思っていても、光刺激を受けている以上、油断はできません。特に前屈も後屈もあまりできないという人は要注意です。

# 第3章

# 「無意識な力み」は、心の健康にも深くかかわっています

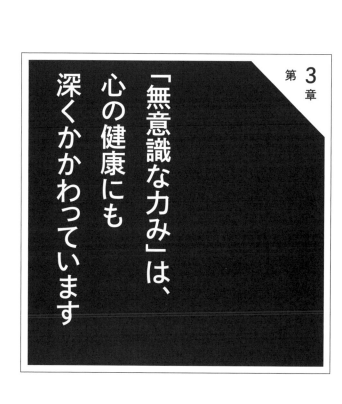

## 力みは自律神経を乱し、感情にも悪影響を及ぼす

無意識の力みは、体ばかりでなく、心にも大きな影響を与えています。

私たちは、緊張するとまず呼吸が乱れます。呼吸が乱れると自律神経が乱れ、メンタルも乱れます。あるいは、メンタルが乱れると呼吸が乱れます。呼吸とメンタルは鶏が先か卵が先かと同じで、お互いに影響し合っています。

では、なぜ緊張で呼吸が乱れるとメンタルも乱れるのでしょうか。

私たちの感情と深い関係にあるといわれているのが、大脳の島皮質《とうひしつ》という部分です。三半規管からの情報を処理している場所でもあり、脳の中で感覚と感情が入り混じる部分ともいわれています。

この島皮質は自律神経とも関連が深く、横隔膜の状態から影響を受

けている場所でもあります。そのため、横隔膜の状態が悪いと、それが島皮質に伝わり、結果的に感情にも影響が出ると考えられています。

皆さんもご存じの通り、無駄な力みをとって心身ともにリラックスするには、深い腹式呼吸が役に立ちます。

腹式呼吸といっても、空気が入っているのは肺です。肺は自力では動かないため、主にお腹の筋肉を動かすことによって行う呼吸法です。このとき、もっとも重要な動きをしているのが、横隔膜です。

私たちは、横隔膜が下がることで胸腔が広がり息が吸え、横隔膜が上がることで息を吐き出しています。腹式呼吸では、横隔膜が下がるとその下の腹腔の中の内臓が行き場がなくなり前に押し出されるため、お腹がぽっこりと膨らみます。空気が吐き出されて横隔膜が上に上がれば、内臓も引っ込みます。

試しに、「ふーっ」と息を吐き出してみてください。このとき、横隔膜は少し上に上がりますが、これは本来の位置に戻った状態です。次に腹式呼吸を意識してもっとしっかり吐き出してみてください。横隔膜はさらに上に上がっています。横隔膜は背骨から前の肋骨に向かってドーム状に広がっているため、息を吐くことで思い切り上に上げると、背骨側はそのままですが前側中心がぐっと上がってしっかり伸びます。つまり、腹式呼吸は横隔膜のストレッチといえるのです。

自律神経と関連の深い横隔膜がストレッチされると、副交感神経が刺激され、リラックス効果が出て体の力も抜けていきます。腹式呼吸で力みがとれ全身がリラックスできると、同時に島皮質にも良い影響が及び、感情もリラックスできるわけです。

力んでいると、横隔膜はどうしても動きが悪くなり、硬くなっていきます。脱力と腹式呼吸で横隔膜をストレッチして、メンタルも良い状態に導いていきましょう。

## 力みがあり、姿勢が悪いと、メンタルにも悪影響が出る

体に力みがあり姿勢が悪いとメンタルにも悪影響が出るというのは、皆さんも自然と感じていることでしょう。体が力んで猫背になっていると、どうしても視線が下向きになり気分は落ち込みがちです。

そもそも姿勢の前に、目線がメンタルと密接な関係があると考えられています。単純に目線を上げて胸を張るだけで人は気持ちが少し前向きになるものです。目線を上げるだけで、体中の伸筋《しんきん》という体を伸ばす筋肉が働き、背筋も伸びます。

また、猫背になっていると体が内向きに入って物理的に肺が狭まるため、呼吸が浅くなります。呼吸が浅くなればメンタルにも影響が及ぶことは先に触れた通りです。

人間は適切に力が抜けていると、体は外向きになります。もともと人間の骨格はそのようにできているのです。ベッドに寝てみると、つま先は10～15度ぐらい開いているのが正常です。

あまり開いてなかったり片側だけ開いていたり、開きすぎていたりする人は、骨盤が歪み、どこかに無理な力みが入っている可能性が高いです。骨盤が歪んでいれば、その上の骨組みも皆歪み、体のあちこちに力みが入ってしまいます。

つまり、猫背の人はそれが自分が楽な姿勢だと感じているかもしれませんが、もうその状態で無意識のうちに力みが入っているのです。当然呼吸は浅くなり、横隔膜の動きも悪くなります。結果的に交換神経が亢進してしまい、脱力やリラックスができません。猫背でなくても、姿勢が崩れてどこかがずっと力んでいれば、どうしても交感神経ばかりが働きがちになり、心も緊張状態が続くことになるのです。

## 力みがあると、よく眠れなくなる

無意識な力みが強い人の大きな特徴に、よく眠れない、というものがあります。眠るときは呼吸がだんだんとゆっくりになって、深くなっていくことで副交感神経が優位になり、眠りに入ります。日ごろから力みが強い人はベッドに入ってからもなかなか力みが抜けず、呼吸が深くなっていかないため、眠りにつきづらいのです。

逆に言えば、よく眠れているかどうかは、力みがあるかどうかのひとつの尺度になるといってもいいぐらいです。

試しに、あなたがちゃんと眠れているのかどうか、次ページのチェック表で確認してみてください。

## アテネ不眠尺度

以下の8項目で、過去1か月間に、少なくとも週3回以上経験したものをチェックし、点数を合計する。

**① 実際に眠るまで、どのくらいの時間がかかったか。**

- □ 寝つきはよい 0点
- □ いつもより少し時間がかかった 1点
- □ いつもよりかなり時間がかかった 2点
- □ いつもより非常に時間がかかった、あるいは全く眠れなかった 3点

**② 夜間、睡眠の途中で目が覚めたか。**

- □ 問題になるほどではなかった 0点
- □ 少し困ることがあった 1点
- □ かなり困っている 2点
- □ 深刻な状態、あるいは全く眠れなかった 3点

**③ 希望の時刻より早く目覚めて、それ以降、眠れないことはあったか。**

- □ そのようなことはなかった 0点
- □ 少し早かった 1点
- □ かなり早かった 2点
- □ 非常に早かった、あるいは全く眠れなかった 3点

**④ 睡眠時間は足りているか。**

- □ 十分である 0点
- □ 少し足りない 1点
- □ かなり足りない 2点
- □ 全く足りない、あるいは全く眠れなかった 3点

**⑤ 全体的な睡眠の質について、どう感じているか。**

☐ 満足している 0点

☐ 少し不満 1点

☐ かなり不満 2点

☐ 非常に不満、あるいは全く眠れなかった 3点

**⑥ 日中の気分はどうか。**

☐ いつもどおり 0点

☐ 少し落ち込んだ 1点

☐ かなり落ち込んだ 2点

☐ 非常に落ち込んだ 3点

**⑦ 日中の身体的および精神的な活動の状態はどうか。**

☐ いつもどおり 0点

☐ 少し低下した 1点

☐ かなり低下した 2点

☐ 非常に低下した 3点

**⑧ 日中の眠気はあったか。**

☐ 全くなかった 0点

☐ 少しあった 1点

☐ かなりあった 2点

☐ 激しかった 3点

これは、世界共通の不眠症の判定方法である「アテネ不眠尺度」といいます。WHOが中心になって設立した「睡眠と健康に関する世界プロジェクト」が作成したものです。

合計点が4点未満の人は、不眠症の心配はなく、おそらく体の力みもあまりありません。4～5点の人は、不眠症の疑いが少しあります。体にも力みがあるでしょう。6点以上の人は不眠症の疑いがあり、一度医師の診断を受けたほうがよいかもしれません。ここに入る人は、体にもそうとう力みが入っていると思われます。

眠りが浅いと、〝幸せホルモン〟と呼ばれるセロトニンの分泌が少なくなるため、精神的に落ち込みがちになります。さらに、セロトニンは〝睡眠のホルモン〟といわれるメラトニンの素になっているので、セロトニンの分泌が悪くなるとさらに眠れなくなるという負のスパイラルに陥ります。これが、うつ病の入口ともいわれているのです。

また、本人はそれなりに眠っているつもりでも、睡眠時無呼吸症候群の人は、睡眠の質が悪く、寝ている間もどこかが力んでいると思われます。しかも口呼吸をしているため呼吸が浅く、リラックスもできていないでしょう。

実際、脱力スワイショウ体操をやることで、体の力が抜けて眠れるようになったという声は非常に多いです。

話はややそれますが、睡眠には食生活も確実に影響しています。眠るためにはメラトニンが必要で、その素はセロトニンであり、さらにその素はたんぱく質です。

たんぱく質を食べてからセロトニンになるまでに12～15時間ぐらいはかかるといわれているので、もし11時に寝るとしたら、朝の8時頃にはたんぱく質をしっかり食べておく必要があります。

近年、朝食でたんぱく質が不足しているということが問題になっていますが、よく眠るためにも、朝食から卵や肉、魚などをちゃんと食べるようにしたほうがよいでしょう。それが睡眠を良くし、結果的にリラックスや脱力にもつながっていくと思います。

40代も後半になってくると、最近よく眠れないのは歳のせいだから仕方ないだろうと考える人が増えてきますが、実は食事に注意し、脱力スワイショウ体操をすることでよく眠れるようになる可能性はかなり高いです。

特に、年齢が高い人ほど体の無意識の力みが強い傾向にあるので、脱力スワイショウ体操の効果を実感できると思います。

## 痛みがある人は、体が力んでいる

呼吸を深くし、自律神経を整えて脱力するために必ず必要なのが、胸郭《きょうかく》周辺の筋肉を柔らかくすることです。

脱力スワイショウ体操は、どれも胸郭をよく動かします。胸郭周辺の筋肉が硬くなっている人も揺らしているうちに遊びができて動きが良くなってきます。

実は、「胸郭が硬くなっている人は、どこかに痛みがある人」という研究結果が報告されています。私が指導している方々も、どこかの痛みに長年苦しんでいる方は、皆さん胸郭が硬いという共通点があります。こういう方は、一様に呼吸が浅く、全体に筋力が落ちてしまっている傾向にあります。

体のどこかに痛みがあると、脳はできるだけ体を動かさないように指令を出します。無理やり動かすと体が壊れてしまうと感じているので、ストッパーをかけるのです。それは痛い部分だけではなく体全体への指令となります。

たとえば、小指の先をちょっと怪我しただけでも意外と体中に影響が出た経験はありませんか。どこかが痛いと、全身の動きが悪くなり、それがずっと続くと体中の筋力が落ちていくのです。

体のどこかが痛い人は、うつ病になってしまうことも少なくありません。うつ傾向の人には頭痛持ちや腰痛持ち、激しい肩コリの人が多いことがよく知られています。痛ければ誰しも体が緊張しますし、緊張状態が続けば血流が悪くなってさらなる痛みも発生しやすくなります。どちらにせよ、痛みを少しでも軽くするためには、脱力してゆったりとした呼吸ができるようになることがとても大切なのです。

また、〝眠りのホルモン〟と呼ばれるメロトニンの素であり、〝幸せホルモン〟と呼ばれるセロトニンには痛みを抑制する働きもあります。

ですから、気分が落ち込みがちな人や良く眠れない人はセロトニンの分泌が少なく、痛みを感じやすい傾向にあるといえるでしょう。セロトニンを多く出すためには睡眠が非常に重要であり、そのためにはやはり脱力がポイントになってきます。

なお、セロトニンの分泌を促すもうひとつの方法にリズム運動があります。一定のリズムに合わせて体を動かすと、力みが抜けてリラックスし、脳内にセロトニンが分泌されます。

脱力スワイショウ体操は、腕を揺らすリズム運動でもあるので、セロトニンの分泌を促し、睡眠やメンタルにも良い影響を与えるのです。

## 動く瞑想と呼ばれるスワイショウ体操で、体と心を柔軟にする

メンタルが落ちていくとき、私たちがはまり込みがちなものに、反《はん》芻《すう》思考があります。これは、考えてもどうにもならないことをぐるぐる考え続けることです。

反芻思考を断ち切ることは心の安定のために大切なのですが、ちょっと難しめの運動をやると反芻思考を止められるという報告がありま す。ロッククライミングやキックボクシングなど、少し頭を使わないとできない運動に集中することで、反芻思考を止めるのです。運動をやめると再び反芻思考がはじまることはありますが、一旦止めることがメンタルの健康のためにはとても重要です。

反芻思考に陥りがちな現代人は、脳の中で論理性を担う前頭前野を

酷使しています。運動の動きなどに集中してひとときでも前頭前野を休めることが、安定したメンタルを維持するために必要なのです。

前頭前野を休めることは、いわばマインドフルネスです。ご存じの方も多いと思いますが、マインドフルネスとは、呼吸などに集中して、今ここにいる自分だけに意識を向ける一種の瞑想法です。

〝動く瞑想〟といわれているスワイショウを基本とした脱力スワイショウ体操は、体の動きに集中することで、自然と前頭前野を休めることができます。

また、脱力スワイショウ体操は、一定のリズムで動くことで脳に非常に良い影響があると考えられます。

人間は一定のリズムで同じ動きを繰り返していると、だんだん瞑想状態に入っていきます。動的瞑想といわれるもので、ランニングハイが起きるのも、これが関係していると考えられています。一定のリズムで動いていると、脳がリラックス状態になるため、結果的に脱力にもつながります。実際に脳波が変わってくるという報告もあります。

瞑想というと、よく〝頭の中をからっぽにする〟と言われますが、理想とされる状態は〝無想無念〟とは異なります。「想」という字を使う場合は、何かを「想う」ことを意味しており、マインドフルネスであれば〝今ここにいる自分自身（のことだけ）を想え〟ということ。動的瞑想の場合は〝動作を想え＝動作に集中せよ〟、ということになります。

つまり、動的瞑想は、ヨガをするときにポーズや呼吸に集中するのと似ています。まったく何も考えるなといわれるとかなり難しいですが、動きに集中するのであれば、やりやすいはずです。

脱力スワイショウ体操をやってみればわかりますが、腕を振ることによって体は揺さぶられ、否が応でも動きに集中せざるを得ません。

結果的に、特別意識しなくても、他の余計なことは考えなくなるはずです。

その点、座禅を組んだり完全に横になってしまったりすると、他のことも考えられてしまうので、瞑想するのは難しくなります。

脱力スワイショウ体操で、毎日、動的瞑想の時間をとれば、体はもちろん、心にも必ず良い影響が出てくるはずです。

# 第4章

# 無駄な力みを解消する「脱力スワイショウ体操」

## 脱力スワイショウ体操とは

スワイショウとは、中国語で「腕を放り投げる」という意味で、太極拳や気功で行われる準備体操のようなものです。腕の動きに意識を集中して行うので、〝動く瞑想〟といわれることもあります。

本書で紹介している脱力スワイショウ体操とは、このスワイショウをヒントに、脱力することにフォーカスした体操として、私が考案したものです。スワイショウは本来腕を意味していますが、足を振る動きも取り入れています。

脱力スワイショウ体操が普通のスワイショウと違うポイントは、体を揺らすイメージを大事にしているところです。普通のスワイショウは人によってやり方も違いますが、多くの場合、体の芯は固定しておいて腕だけを動かすイメージでやることが多いようです。その点、脱力スワイショウ体操では自然の揺ぎが非常に大事なので、腕や足を動かしたときに流れに任せて体も揺らして行います。

脱力スワイショウ体操は非常に簡単で、誰でも気軽にできます。やってみるとわかりますが、力が抜けていくのがすぐに実感できると思います。もちろん1回やっただけでは、すぐに元に戻ってしまいますが、毎日続けていれば、力が抜けた状態が定着していきます。

続けていると、まず、よく眠れるようになってくると思います。さらに、どこかにコリや痛みを抱えていた方は、それが改善され、疲れにくくなり、体の動きが良くなってくるはずです。気づくと呼吸が深くなっていて、自律神経が整い、精神状態も良くなってくるでしょう。

## 脱力スワイショウ体操のメリット

脱力スワイショウ体操を続けていると、体の力みが抜けることで、たとえば苦手だったうんていや逆上がりなど、それまでできなかった動きができるようになることがあります。脱力スワイショウ体操で緊張がとれ、筋肉が本来の状態に戻るからです。

同時に、自然の体の揺らぎが取り戻せ、呼吸が深くなって自律神経が整ってきます。

ここで、そのほかのメリットをまとめて紹介しておきましょう。

まず、頭が揺れることで、三半規管を鍛えることができます。

脱力スワイショウ体操の基本の動きは、腕を前後に思い切り振ると同時に、ひざを若干屈伸します。このとき、頭が上下・前後に揺れます。腕を左右にひねる動きもあり、この場合は頭が横に揺れます。

また、眼球が上下左右に動くことで、目の自然な揺らぎを取り戻し、視覚が活性化されます。脱力スワイショウ体操では基本的に視点は動かしませんが、頭が動いているので、結果的に眼球がよく動くのです。

さらに、頭部と眼球が動くことで、前庭動眼反射という脊柱起立筋をコントロールしている神経にも働きかけることができ、姿勢の改善にもつながります。

腕を揺らすことで体全体も自然に揺さぶられ、体が倒れないように腹横筋が必ず反応します。これにより、アウターマッスルを脱力させ、インナーマッスルが鍛えられます。

また、体を前後左右に振っているため、体の中心が整ってきます。お盆の上に積み木を縦に積み重ねた状態でお盆を細かく振っていると、積み木が中心に整ってくるのと同じです。揺らされることで体の軸がだんだん中心に戻ってくるのです。

　力みがとれ、自然な揺らぎを取り戻すことで、背骨が正しい位置に戻ると、背筋が伸びて姿勢が良くなってきます。背骨は小脳につながっており、小脳は脳の中でも目と関係性が深く、目と背骨は相互関係にあるので、背骨が整うことで目にも良い影響があります。目が悪くて姿勢が悪い人は、姿勢を良くすることで視力が良くなる可能性は十分にあるのです。実際にスワイショウをやることで、目が以前より見えるようになったという感想はたびたび聞きます。

　まだまだあります。腕を振り回すので、足の裏にぐっと力がかかります。人の腕の重みは片腕1本体重の6・5%で、両方合わせると13%の重みになります。体重50キロの人の場合、6・5キロです。6・5キロのダンベルを振り回すと、かなりの重力が体にかかります。その重みが足の裏にかかってくるのです。足の指が自然と床をとらえ、足裏の筋肉と感覚が鍛えられます。

ちなみに、私たちの体には敏感な場所と鈍感な場所があります。足の裏は元々すごく敏感な場所なのですが、靴を履く生活様式の影響などにより、年齢とともに感覚はものすごく落ちていきます。

高齢者の転倒の理由は、筋力不足と思われがちですが実は足裏の感覚が鈍ったことが大きな理由のひとつです。足の筋力テストでは問題がないのに転んでしまう人がいるのは、足裏の感覚が鈍っているためです。これはちゃんとした研究データもあります。

脱力スワイショウ体操では、腕を振ることで足裏に強い力がかかるため、足裏の感覚を取り戻すことができ、バランス感覚が養えます。結果的に、足腰の強化にもつながり、転倒防止に役立ちます。

## 脱力スワイショウ体操が痛みをとり、病気を治す可能性がある

脱力スワイショウ体操のような動的瞑想を行っていると、脳がリラックス状態になることで〝幸せホルモン〟と呼ばれるセロトニンの分泌が促されます。

セロトニンには痛みを抑える効果もあるため、肩コリや腰痛など慢性的な痛みに苦しんでいる方は、体操を行うことで痛みが軽減される可能性が大いにあります。

さらに、脱力スワイショウ体操には、病気やケガを改善する効果も期待できます。

皆さんは、α波という言葉を耳にしたことがあると思います。よく「リラックスするとα波が出る」と言いますが、α波には実は3段階

あり、もっとも良いのがα2といわれているものです。いわゆる〝ゾーンの状態〟のときに出るもので、スポーツ選手などが〝一極集中状態〟に入っているときの脳波です。

実は、私たちの体が治るとき、脳内はα2が出ていてゾーン状態と同じになっているという研究報告があるのです。α2を医学的に研究した人の報告ですが、どうも肩甲骨が関係ありそうだとも書かれています。

脱力スワイショウ体操は脳内がリラックスするだけでなく、肩甲骨がずっと動いているので、病気さえ治してしまう可能性も考えられるのです。

以上が脱力スワイショウ体操の主な効果です。体はもちろん脱力を誘発するには持ってこいのトレーニングといえるでしょう。

単純に、無意識な力みが多い人は、日頃から運動していない人が多いです。力みがあるとどんどん体は動かしづらくなるため、自然と運動もしない方向へ向かってしまうのです。

運動しなくなれば、内臓の状態も悪くなり、メンタルにも悪影響が及び、さらに動くのが億劫になるという悪循環にはまり込みます。

だからといって一念発起してジョギングや筋トレをしようとしても、力みがある人にとってはハードルが高く、長続きしないでしょう。それどころか、義務感や挫折感によって逆にストレスになってしまう可能性があります。

その点、脱力スワイショウ体操であれば、誰でも、いつでも、どこでも簡単にでき、心にも体にも負担になりません。毎日ほんの数分集中するだけで、頭と体がすっきりしてリフレッシュされるはずです。

しばらく続けていれば、体の力が抜けた状態が定着してきて、心も体も以前より軽く、柔らかくなっていることを実感できるでしょう。

# 脱力
# スワイショウ
# 体操

＊裸足で、自然な呼吸をしながら行いましょう。

＊１つの動きを１分ぐらいを目安に、できれば毎日全部行いましょう。

＊頭は自然の揺ぎに任せ、視線は固定して行いましょう。

# 上下の脱力スワイショウ体操 その❶

腕を前後に振ることで、特に腕から肩の力みをとります。ひざの動きやかかとの上げ下げを加えて、足首の力みもとっていきます。

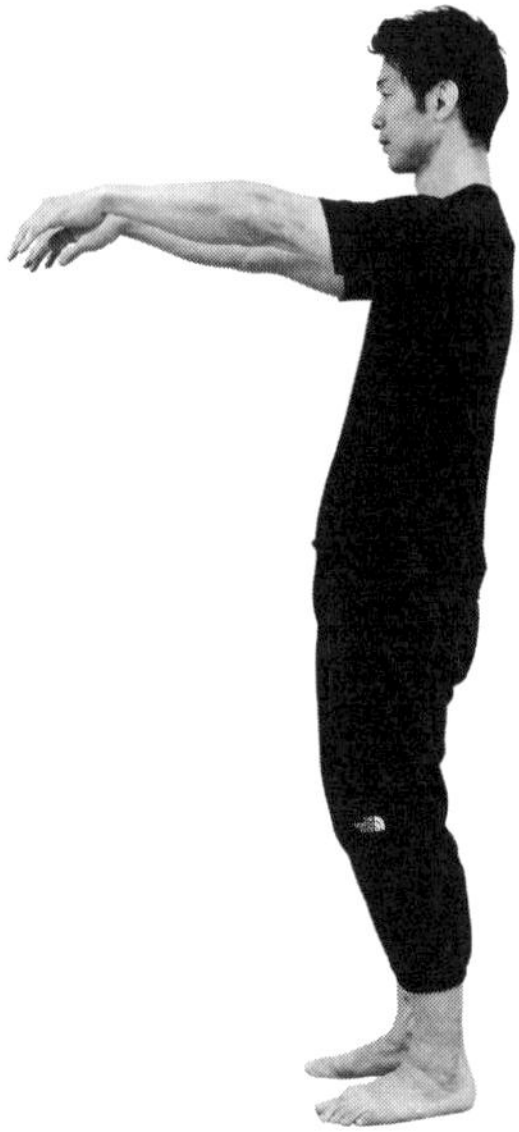

①

腰幅に立ち、両腕を肩の高さに上げる。

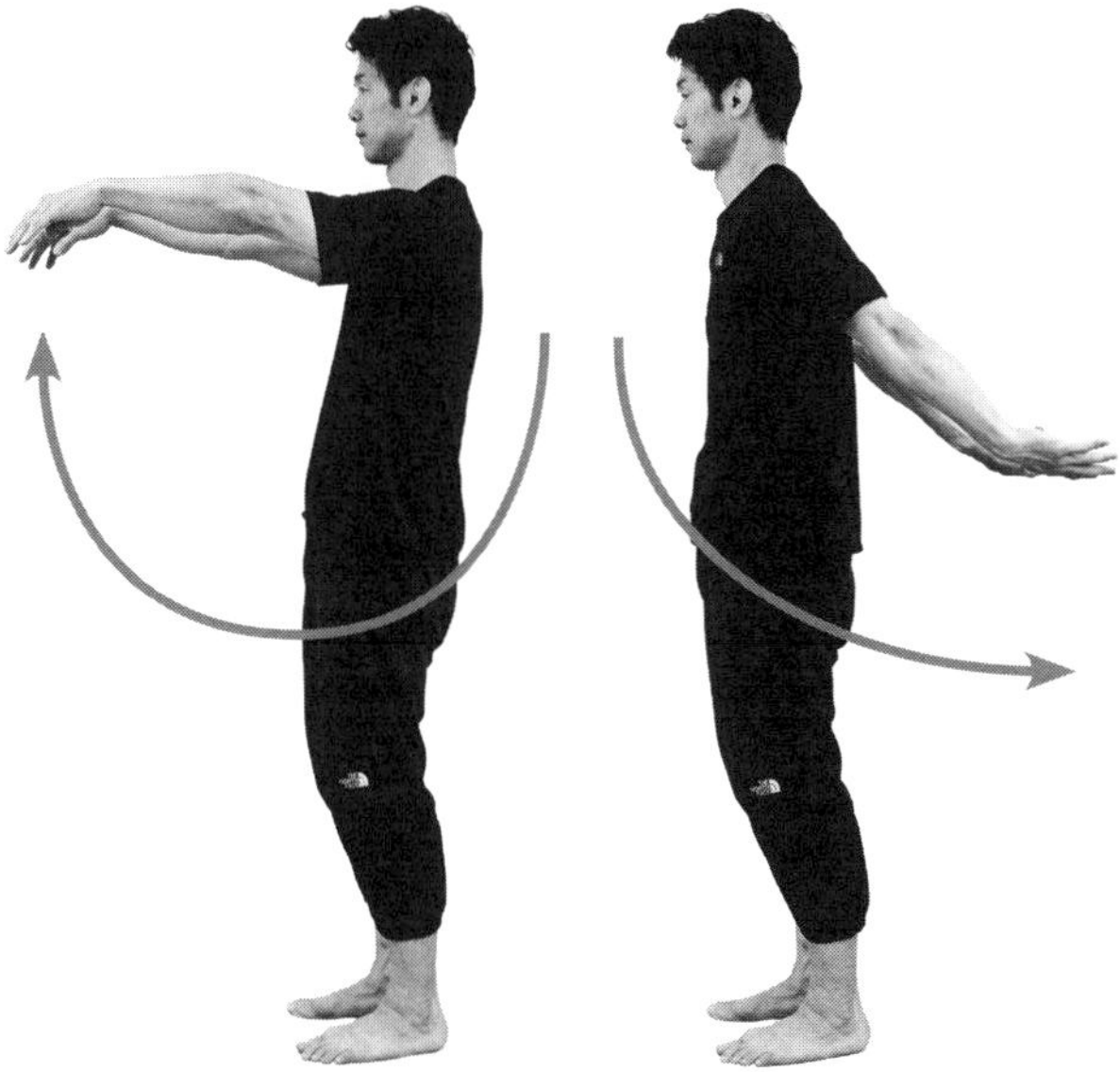

②

腕の重みが感じられるぐらい完全に力を抜いて、両腕を振り下す。

**ひじを柔軟にして、ひじから先が抜け落ちるような感覚でやってみましょう**

③

下した腕を反動を利用して肩の高さまで振り上げる。もう一度両腕を振り下し、同じように振り上げる。これをしばらく繰り返す。

**両腕を上に放り投げるようなイメージです。気持ちよく腕が動く範囲で行います。両肩が上下し、肩甲骨も自然に動きます**

# 上下の脱力スワイショウ体操 その❷

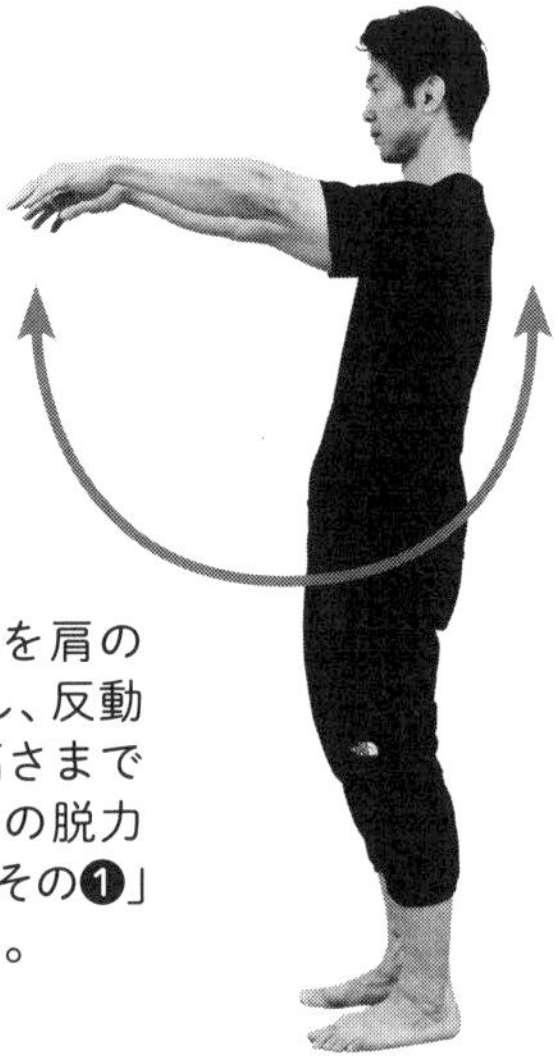

①

腰幅に立ち、両腕を肩の高さから振り下し、反動を利用して肩の高さまで振り上げる「上下の脱力スワイショウ体操その❶」をしばらく続ける。

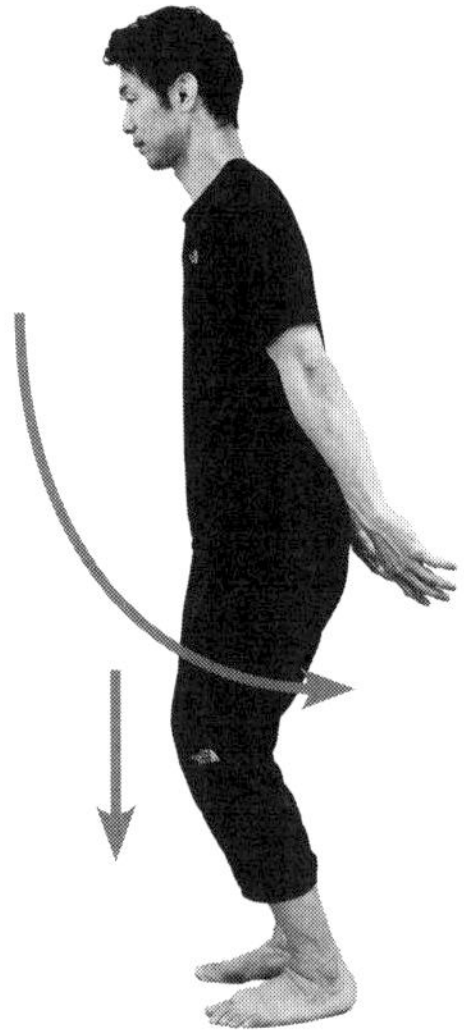

②

慣れてきたら、腕を振り下ろすときにひざを曲げる。

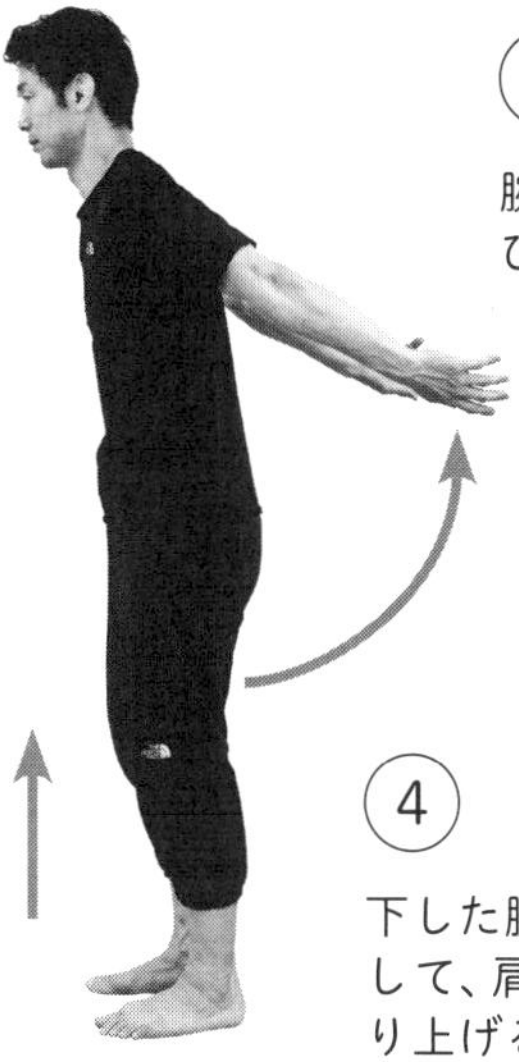

③

腕を後ろに振りきったときにひざを伸ばす。

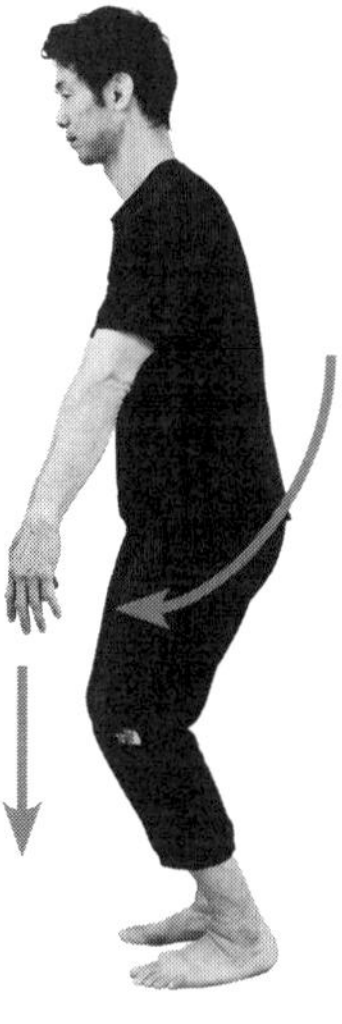

④

下した腕を反動を利用して、肩の高さまで振り上げるときにひざを曲げる。

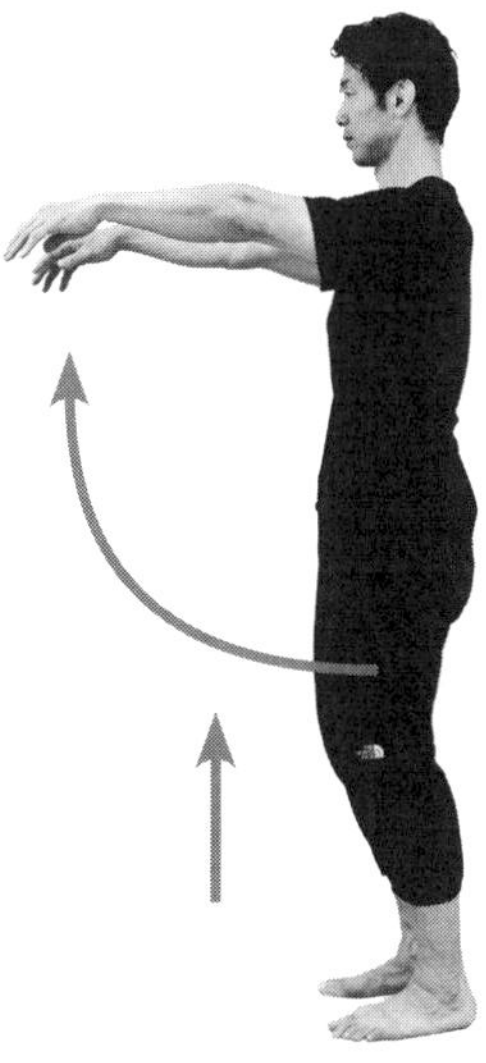

⑤

腕を振り上げきったときにひざを伸ばす。
同様に、腕を振り下ろすときにひざを曲げて伸ばし、腕を振り上げるときにひざを曲げて伸ばす。これをしばらく繰り返す。

**自分でひざを曲げ伸ばししようと考えるのではなく、リズムに乗って、体の自然な動きに身を任せましょう**

## 上下の脱力スワイショウ体操 その❸

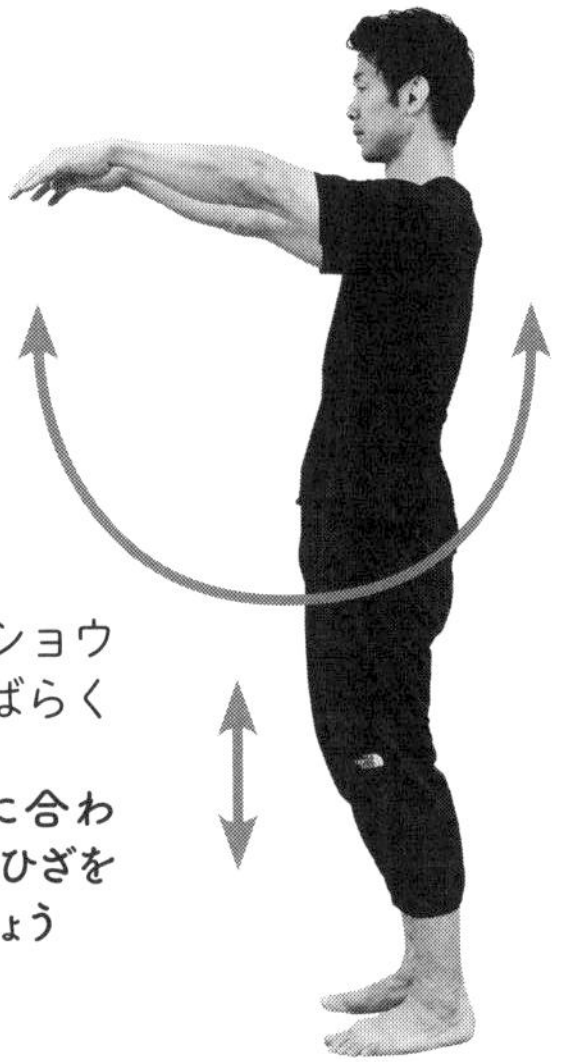

①

「上下の脱力スワイショウ体操その❷」を、しばらく続ける。

腕の振り下ろしに合わせて、リズミカルにひざを曲げ伸ばししましょう

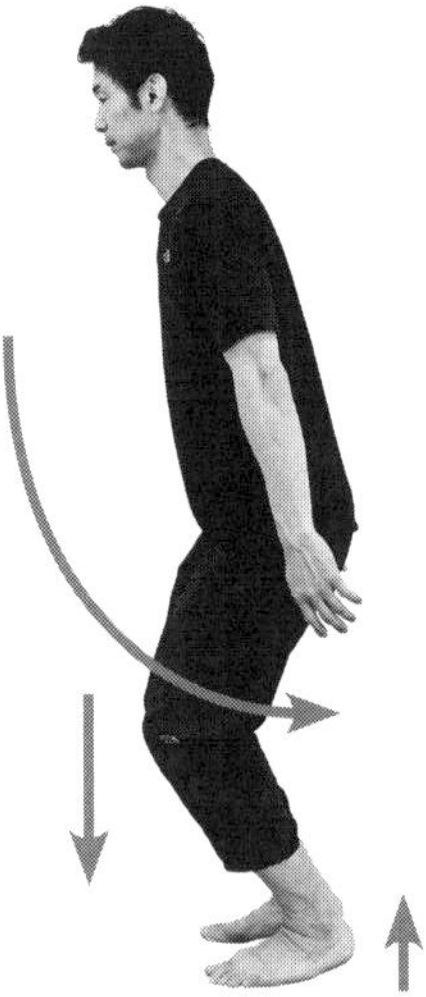

②

慣れてきたら、腕を振り下ろすときにひざを曲げ、同時にかかとを数センチ上げる。

足の裏の母指球に体重が乗っていることを意識しましょう。体重がかかとに乗っていると、ひざの曲げ伸ばしがうまくできません

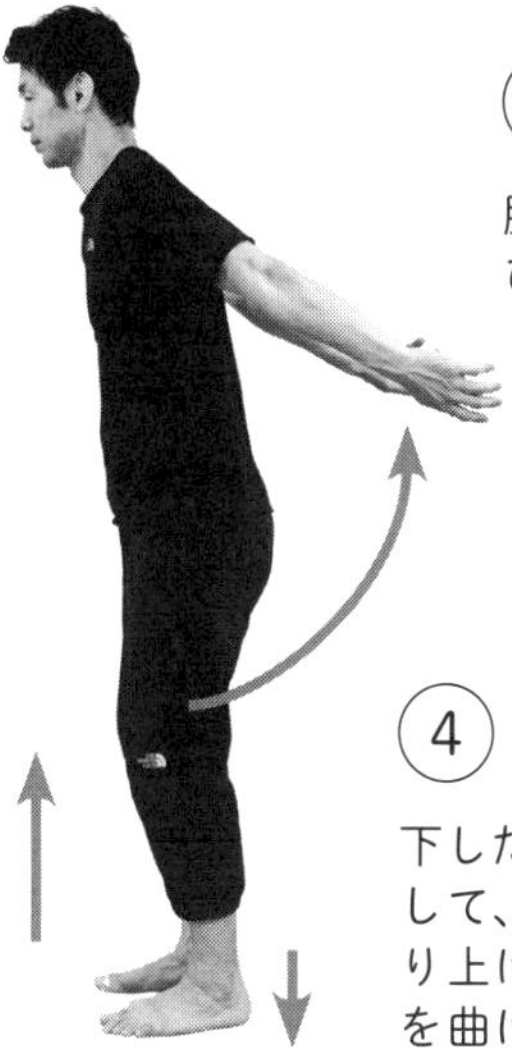

③

腕を後ろに振りきったときにひざを伸ばし、かかとも下ろす。

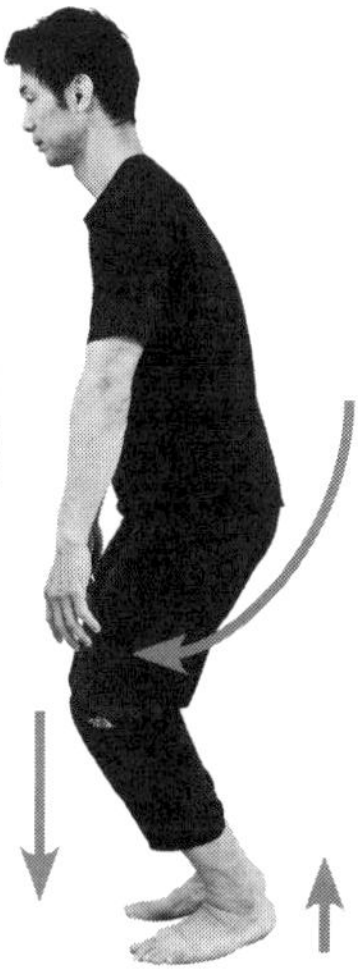

④

下した腕を反動を利用して、肩の高さまで振り上げるときに、ひざを曲げ、同時にかかとを数センチ上げる。

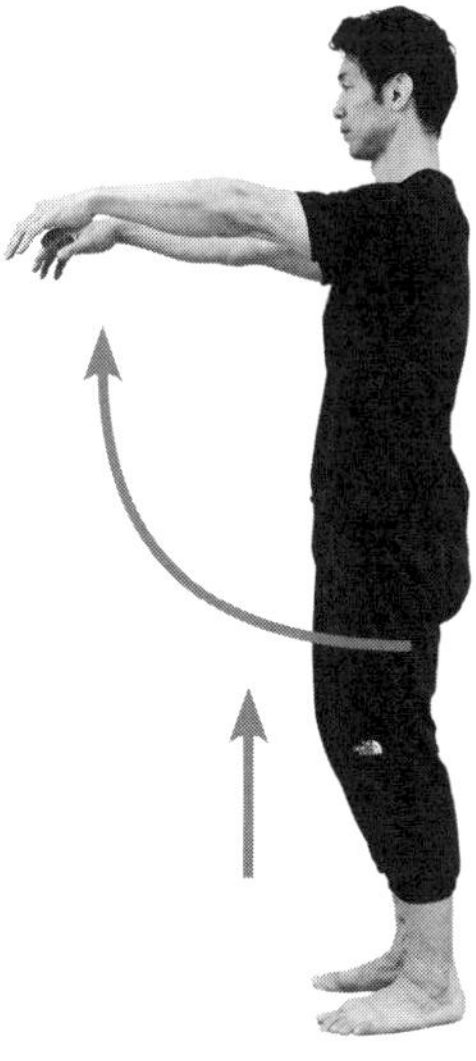

⑤

腕を振り上げきったときにひざを伸ばして、かかとを下ろす。同様に、腕を動かしながら、ひざの曲げ伸ばしに合わせて、かかとの上げ下げを行う。これをしばらく繰り返す。

**母指球に体重が乗っていると、自然と体が揺らぎはじめ、力がどんどん抜けていきます**

# 前後の脱力スワイショウ体操 その①

腕を交互に振ることで、肋骨まわりの力みをとります。ひざの動きを加えることで、自然と体が揺らぎ、脱力できます。

横から見ると

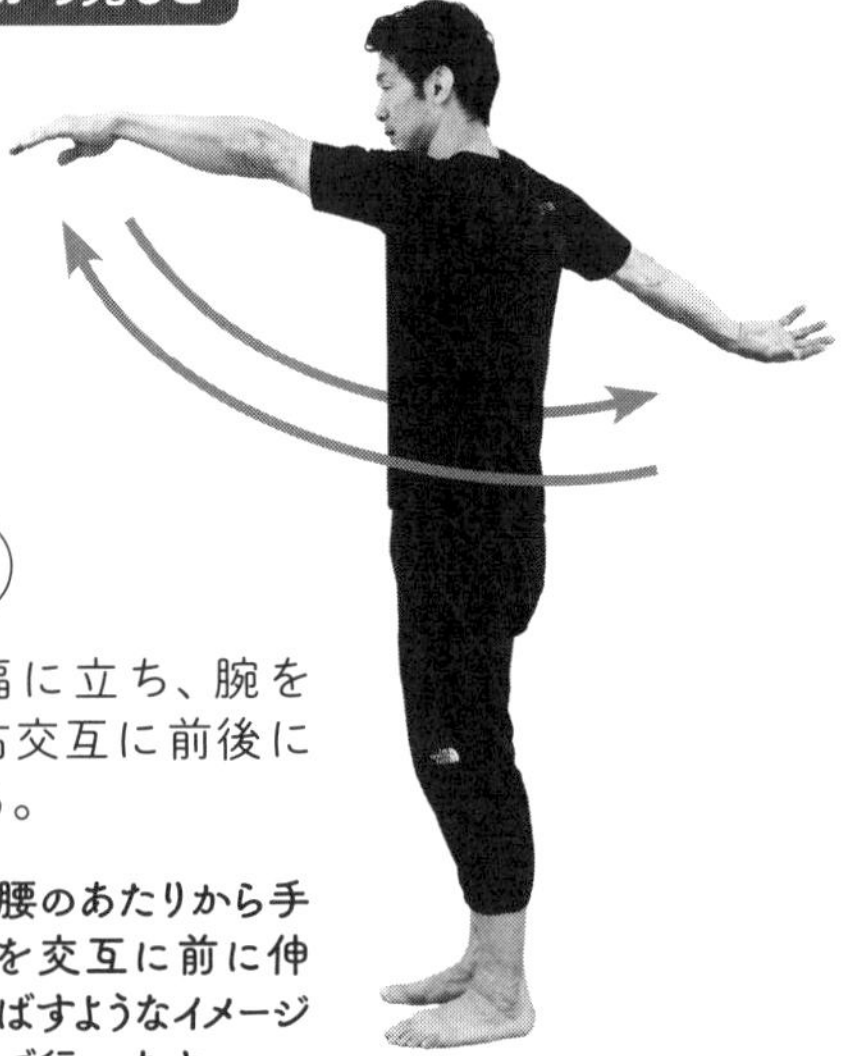

①

腰幅に立ち、腕を左右交互に前後に振る。

腰のあたりから手を交互に前に伸ばすようなイメージで行います

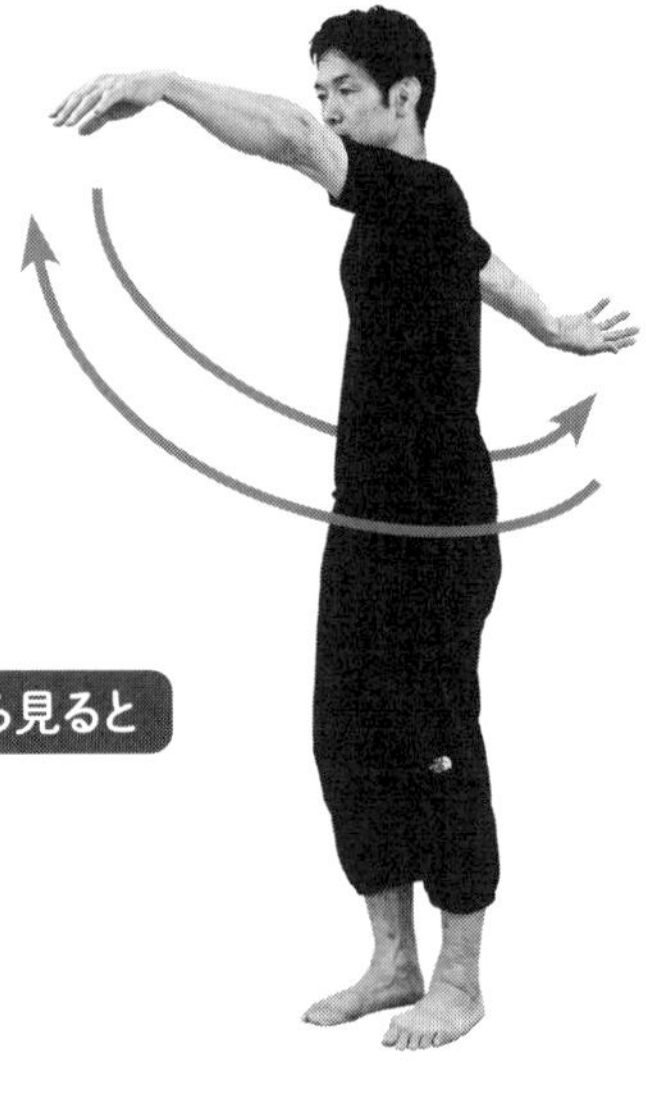

前から見ると

横から見ると

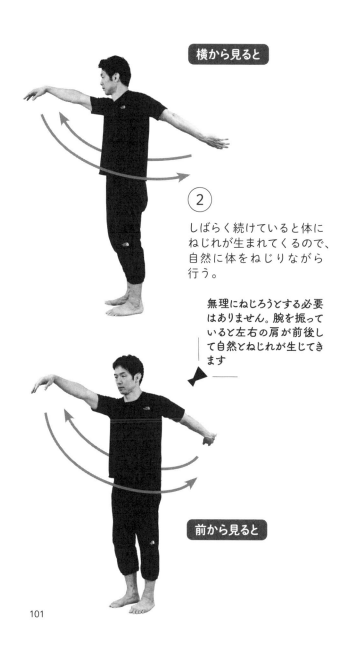

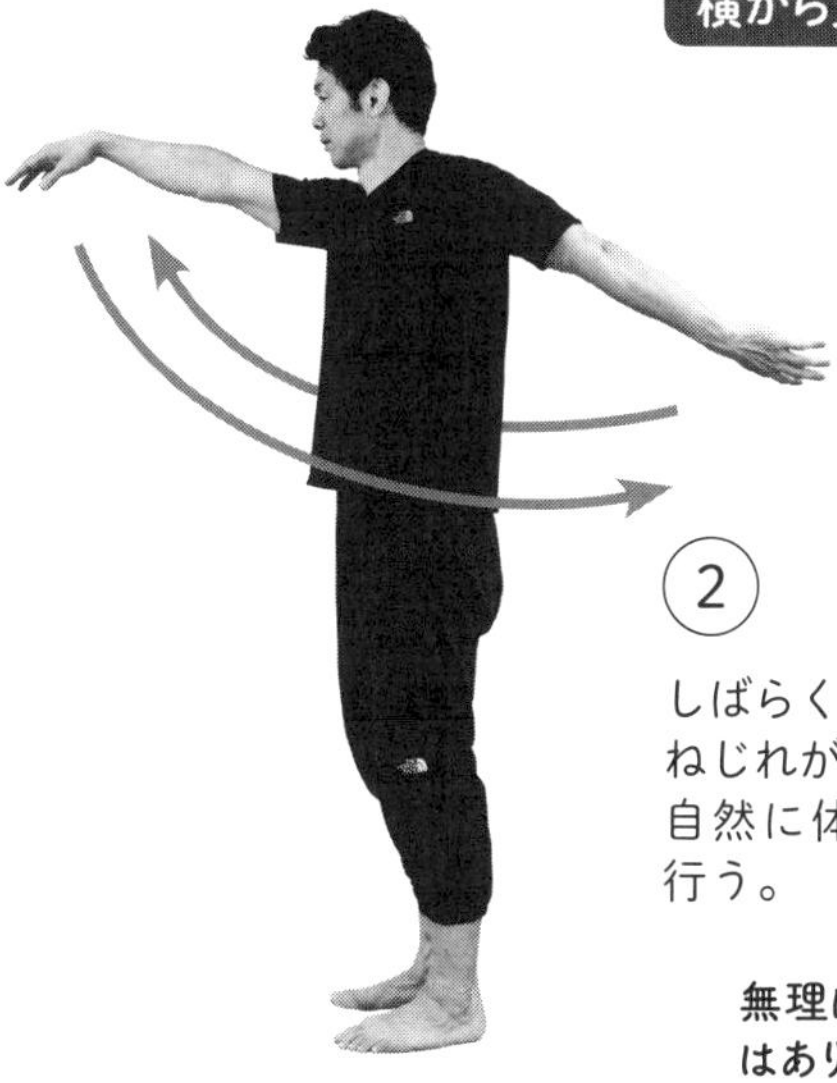

②

しばらく続けていると体にねじれが生まれてくるので、自然に体をねじりながら行う。

無理にねじろうとする必要はありません。腕を振っていると左右の肩が前後して自然とねじれが生じてきます

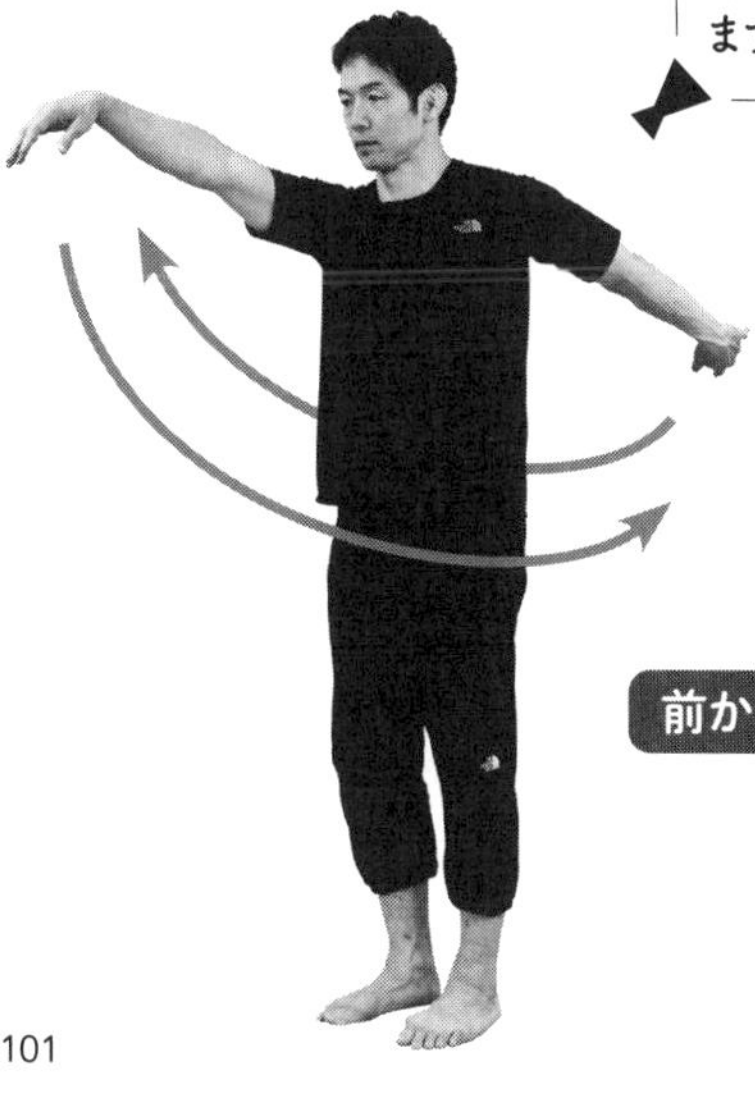

前から見ると

# 前後の脱力スワイショウ体操 その❷

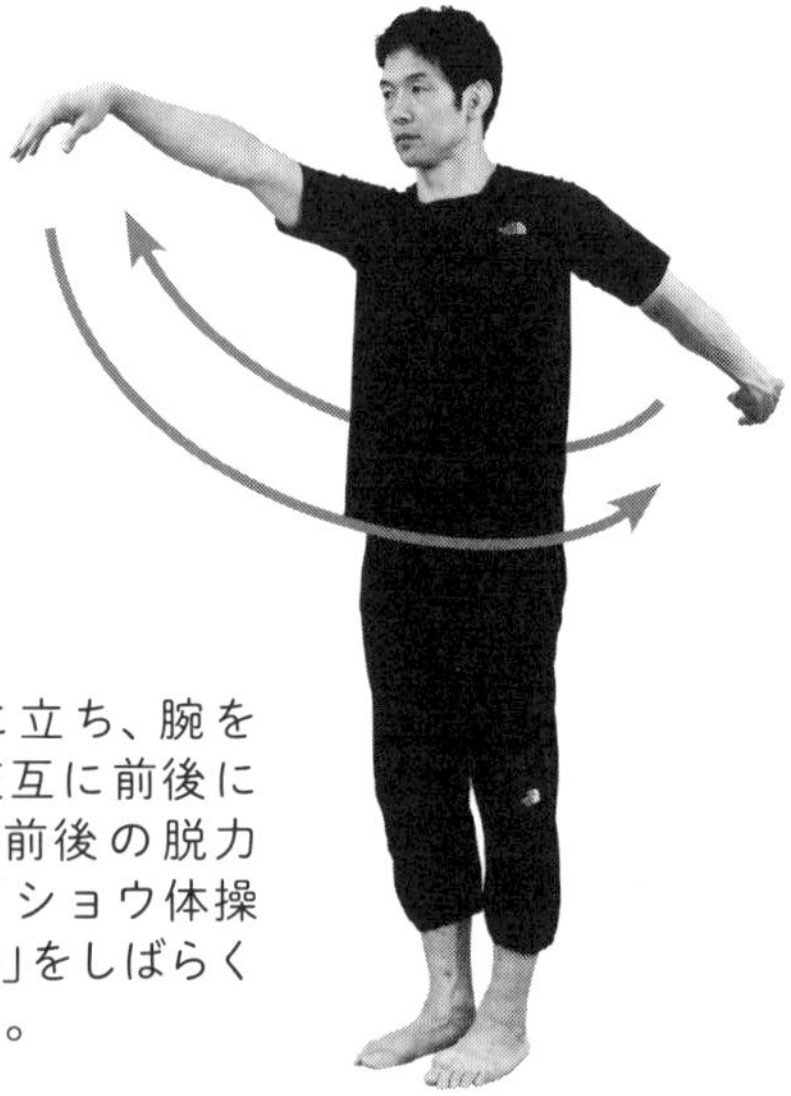

①

腰幅に立ち、腕を左右交互に前後に振る「前後の脱力スワイショウ体操その❶」をしばらく続ける。

②

自然にひざが動きはじめるので、腕を振るタイミングに合わせてひざを曲げ伸ばしする。

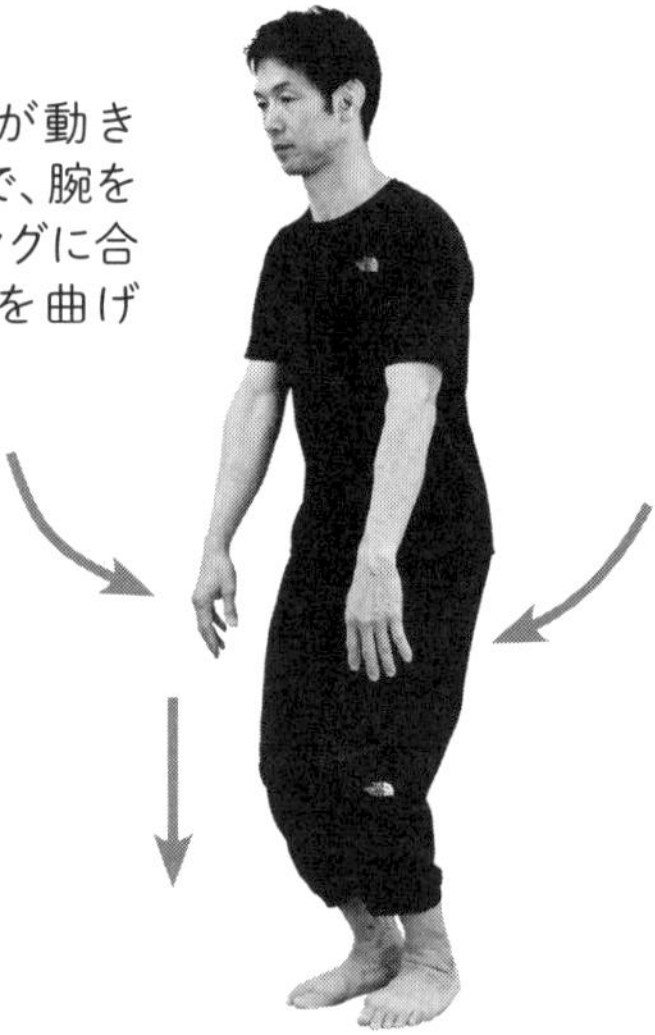

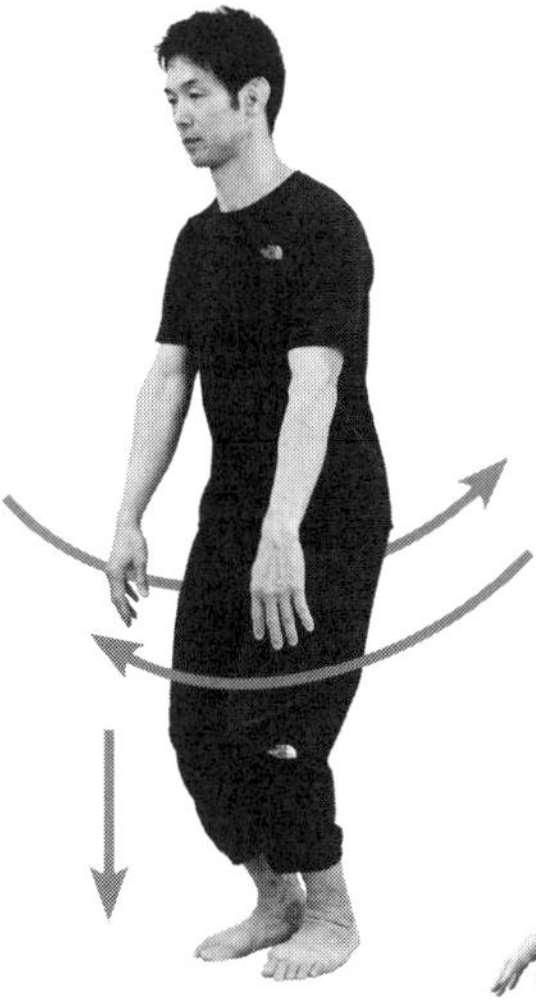

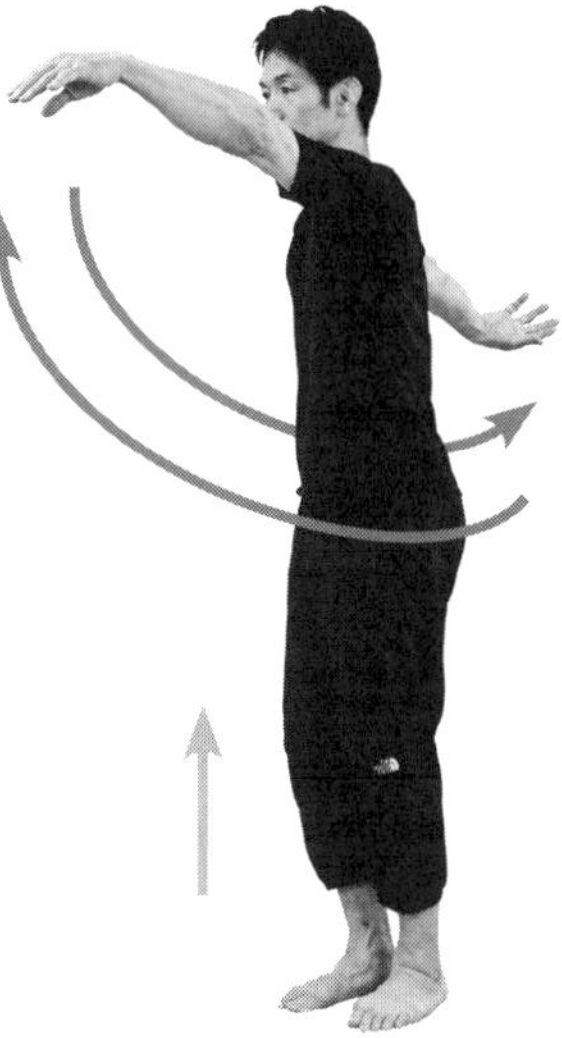

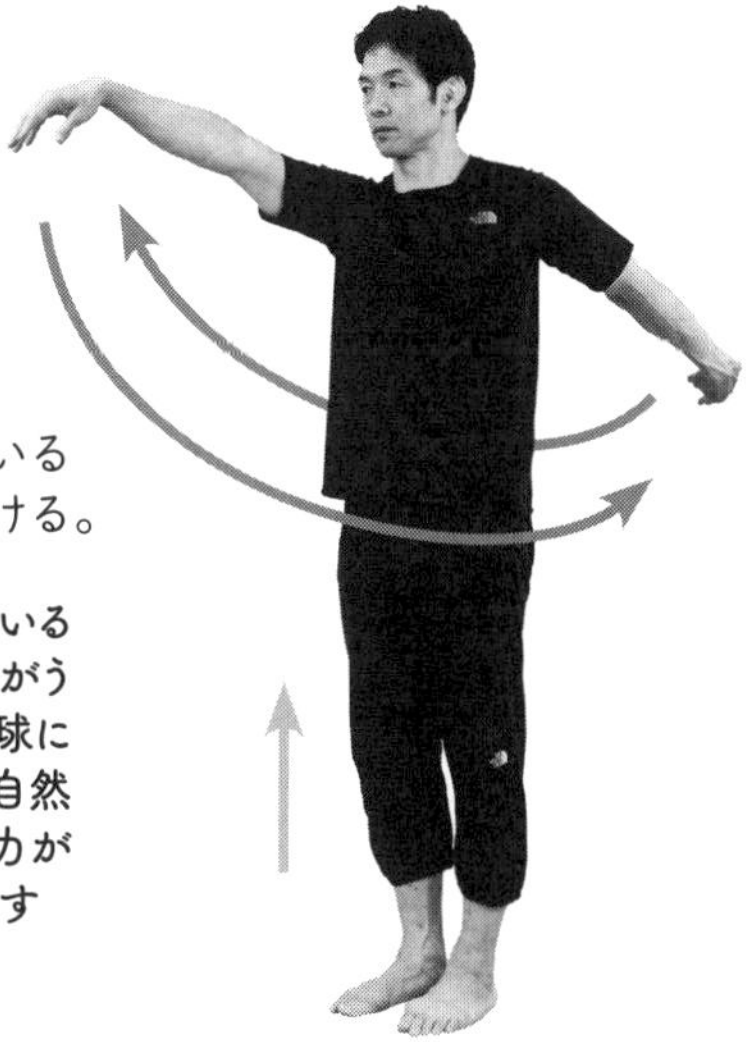

③

母指球に体重が乗っている
ことを意識しながら続ける。

**体重がかかとに乗っていると、ひざの曲げ伸ばしがうまくできません。母指球に体重が乗っていると、自然と体が揺らぎはじめ、力がどんどん抜けていきます**

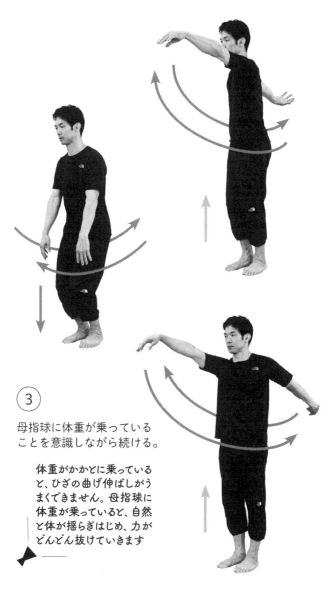

## 左右の脱力スワイショウ体操　その❶

腕を左右にねじっていると、腰まわりの力みが抜けていきます。でんでんだいこの要領で、リラックスしてやってみましょう。

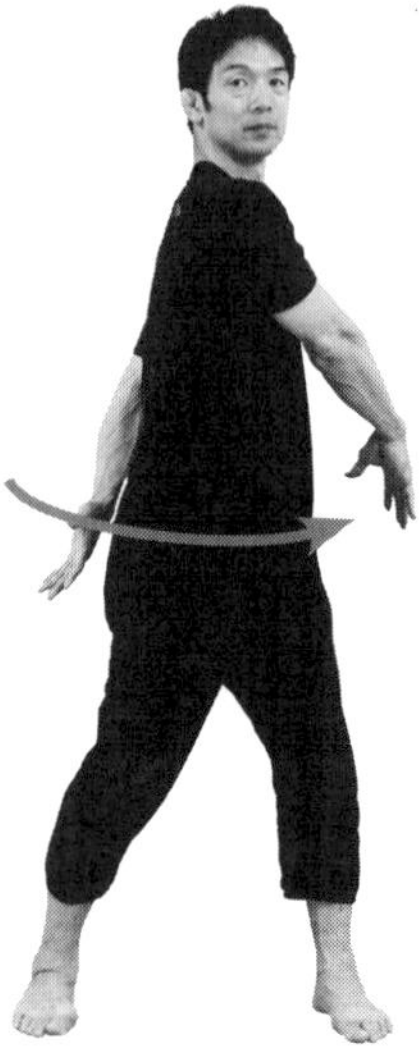

①

腰幅より広めに立ち、両腕を体に巻きつける感じで左右に振り回す。

**ひじが硬くなって腕が真っすぐになってしまう人がいるので、ひじから下の力を抜きましょう。濡れタオルをからだに巻きつけるようなイメージです**

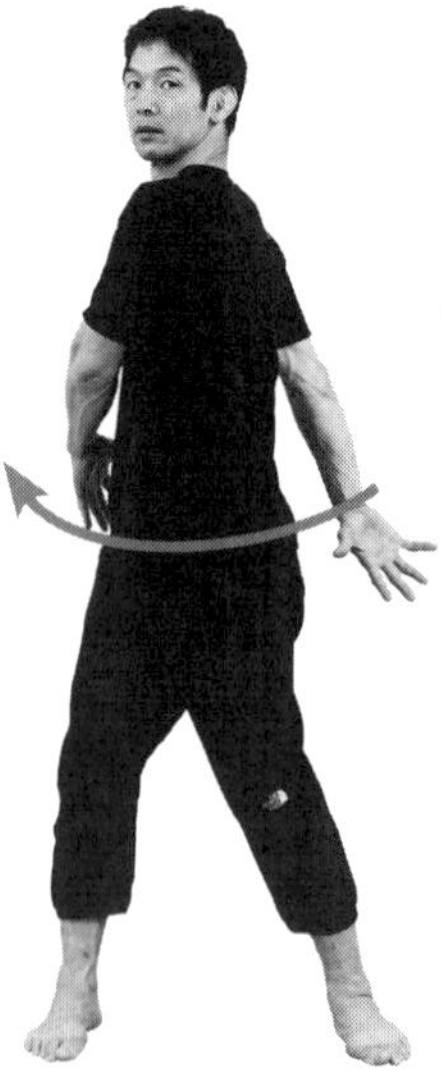

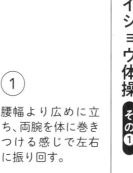

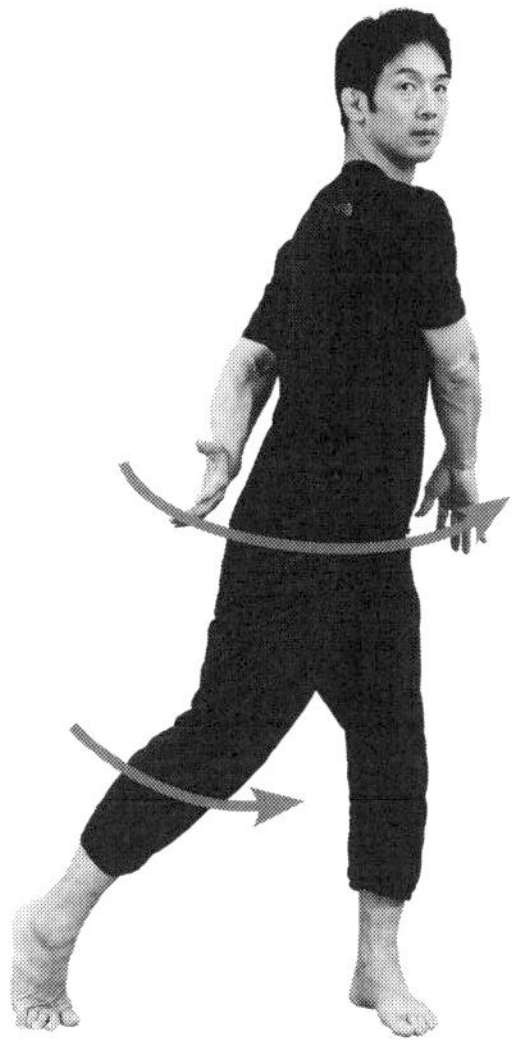

②

慣れてきたら、腕の振りを徐々に大きくしていき、腕を振り回す方向の足に体重を左右に移動させながら、しばらく続ける。

腕を振っていると、自然と体も左右に揺れはじめるので、それに合わせて体重を右足・左足交互に乗せていきましょう

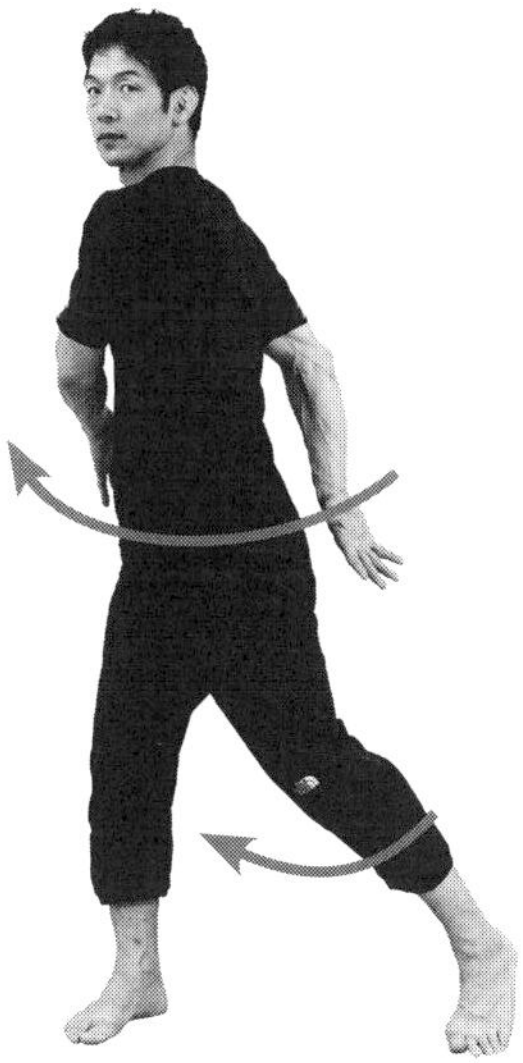

# 左右の脱力スワイショウ体操 その❷

「左右の脱力スワイショウ体操　その❶」の腕を振り回す方向の足に体重を乗せる同側パターンに慣れてきたら、反対の足に体重を乗せる逆側パターンも行いましょう。両方行うことで脱力が進みます。

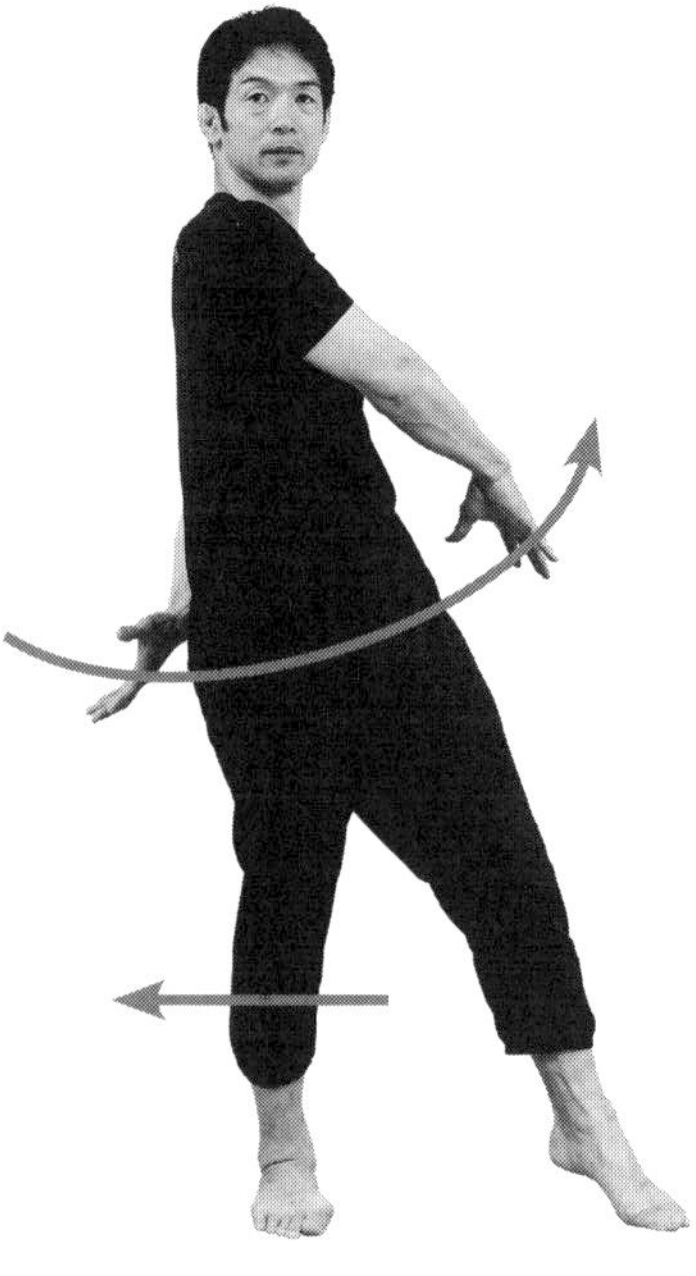

①

腰幅より広めに立ち、両腕を体に巻きつける感じで左右に振り回す。このとき、腕を振り回す方向と反対の足に体重を左右に移動させる。

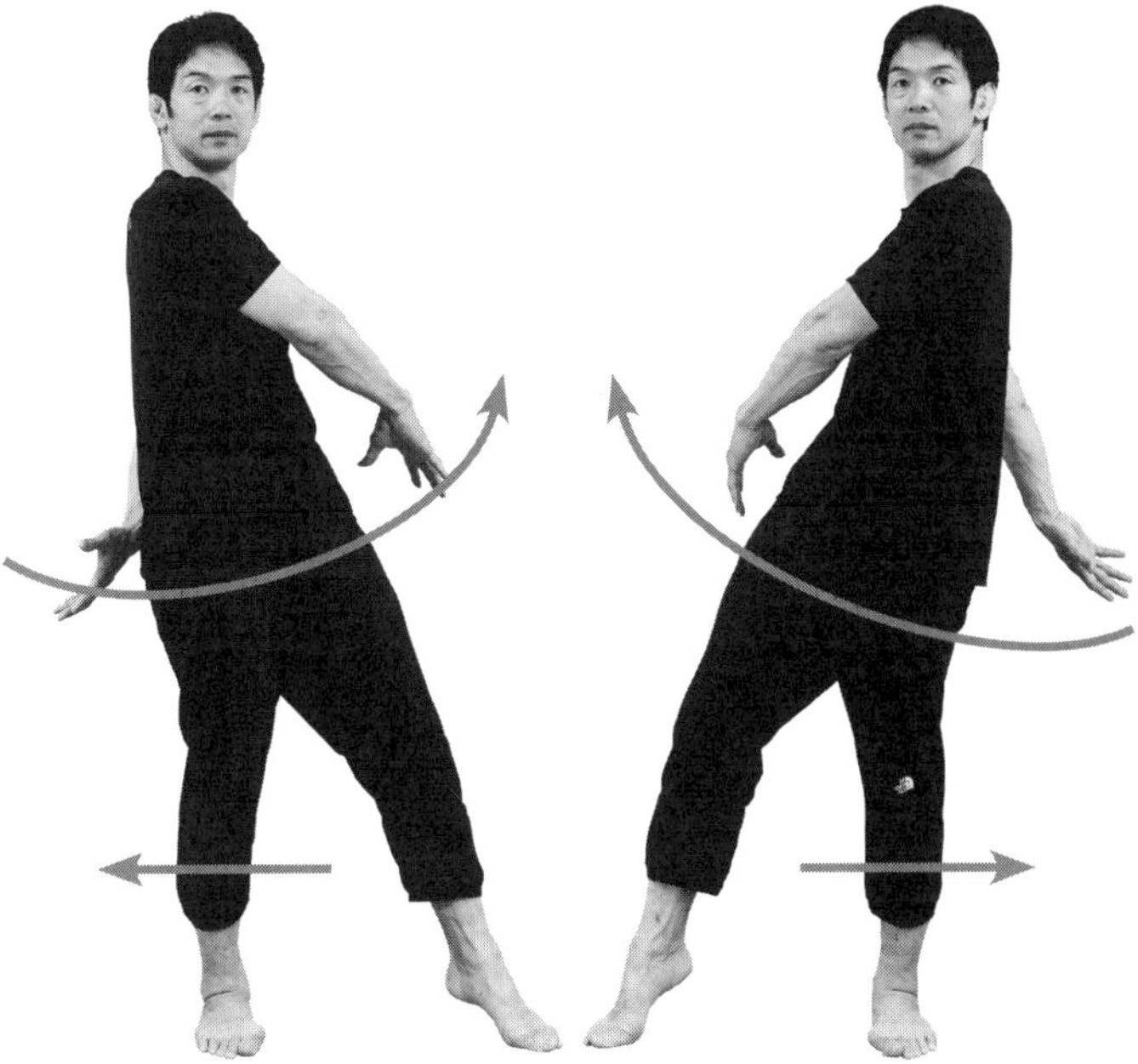

②

自然な体の揺らぎに合わせて体重を移動させて、しばらく続ける。

**体の左右両方の力みがとれ、体の動きが全体的に良くなっていきます**

# 足の脱力スワイショウ体操 その1

スワイショウは本来腕を動かす動きを意味しますが、本書では、足の動きも取り入れています。特にひざ下の力みがとれます。

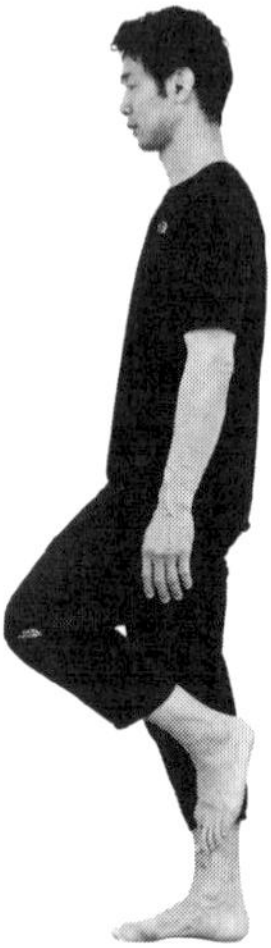

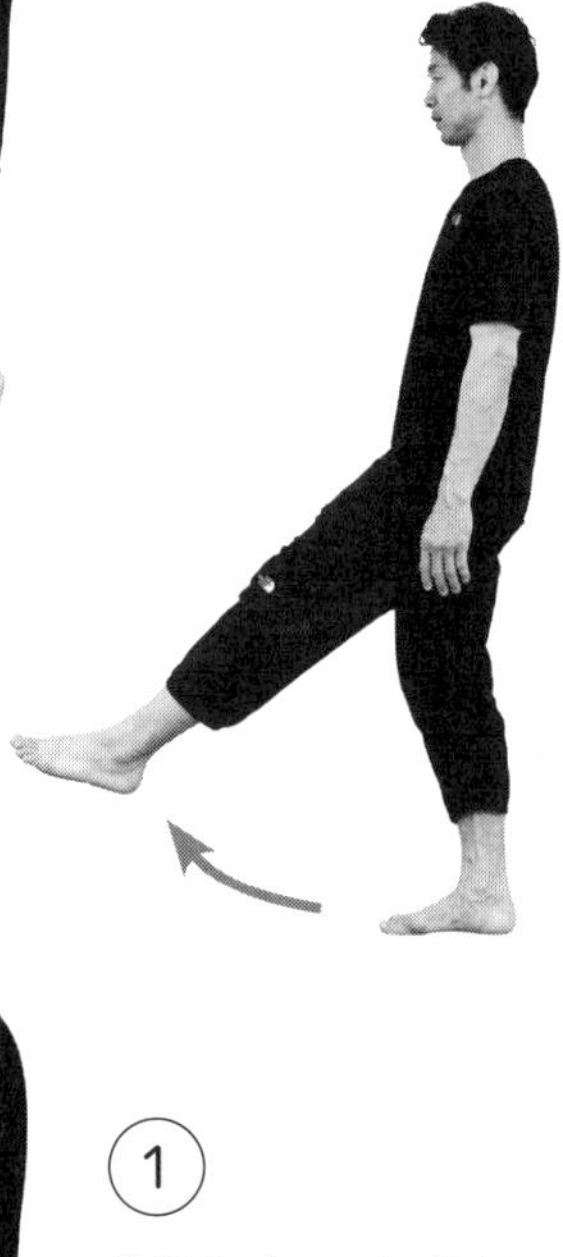

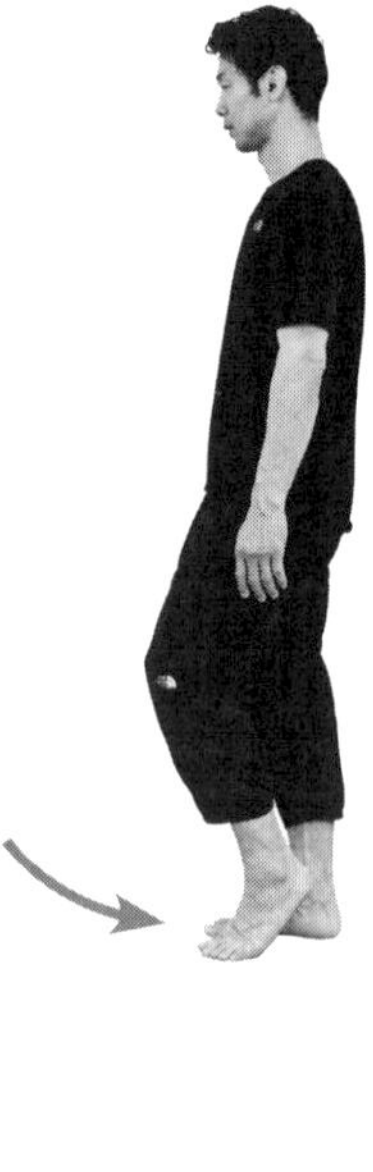

①

普通に立って、片足のひざ下を正面に放り出し、元に戻す。

**子どもの頃にやった靴飛ばしのように、履いている靴を遠くへ放り出すようなイメージでやってみましょう**

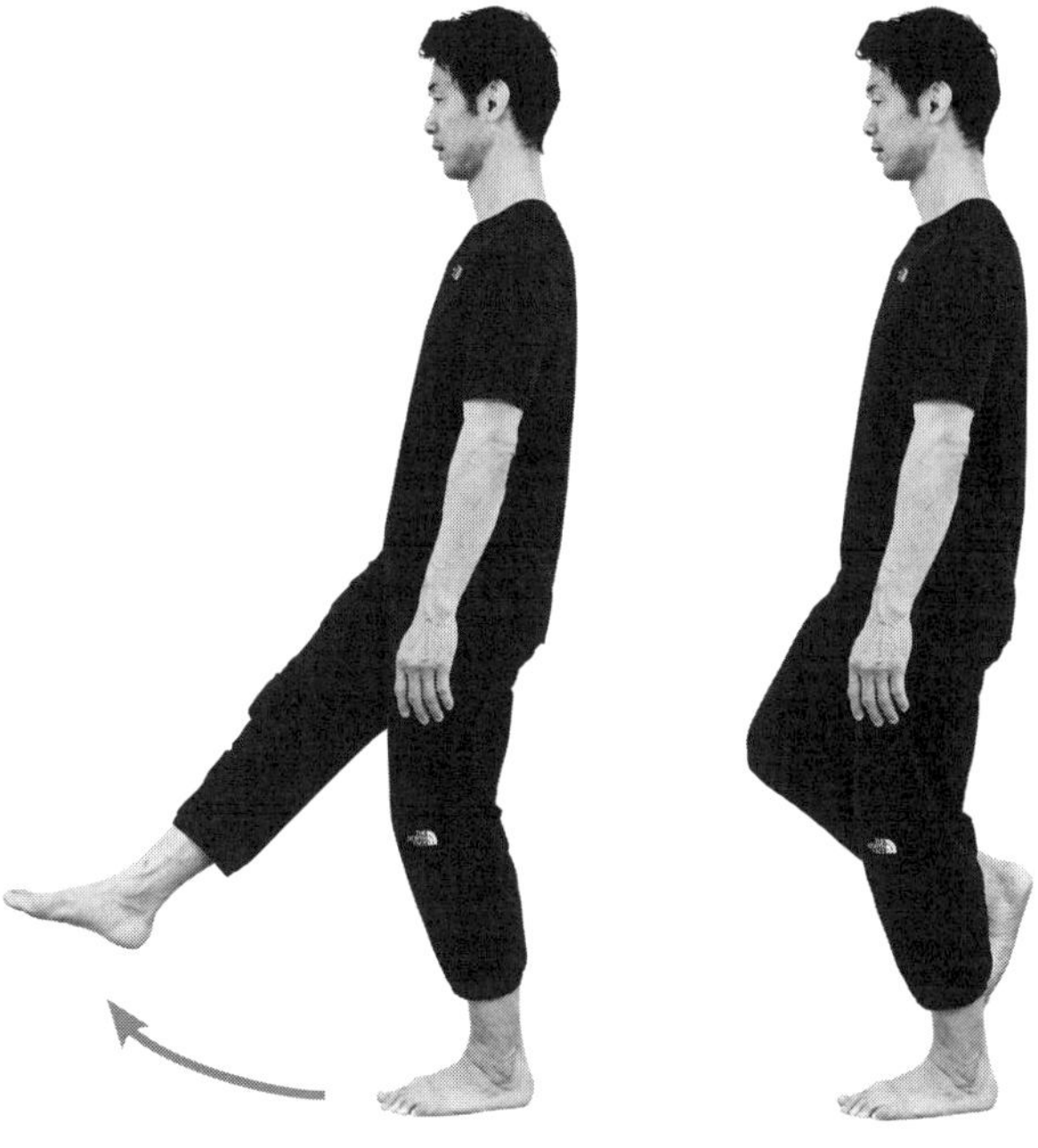

②

同様に足を替えて行う。引き続き、左右交互にリズミカルに足を正面に放り出す。

**簡単に見えますが、ひざが硬くなっていて、意外とできない人が多い動きです。しばらく続けていると、自然とひざから下の力が抜けていきます**

# 足・脱力スワイショウ体操 その❷

足の脱力スワイショウ体操の応用編です。現代人は足裏や足の指が力んでいる人が多いので、この体操で足の緊張を解放させましょう。

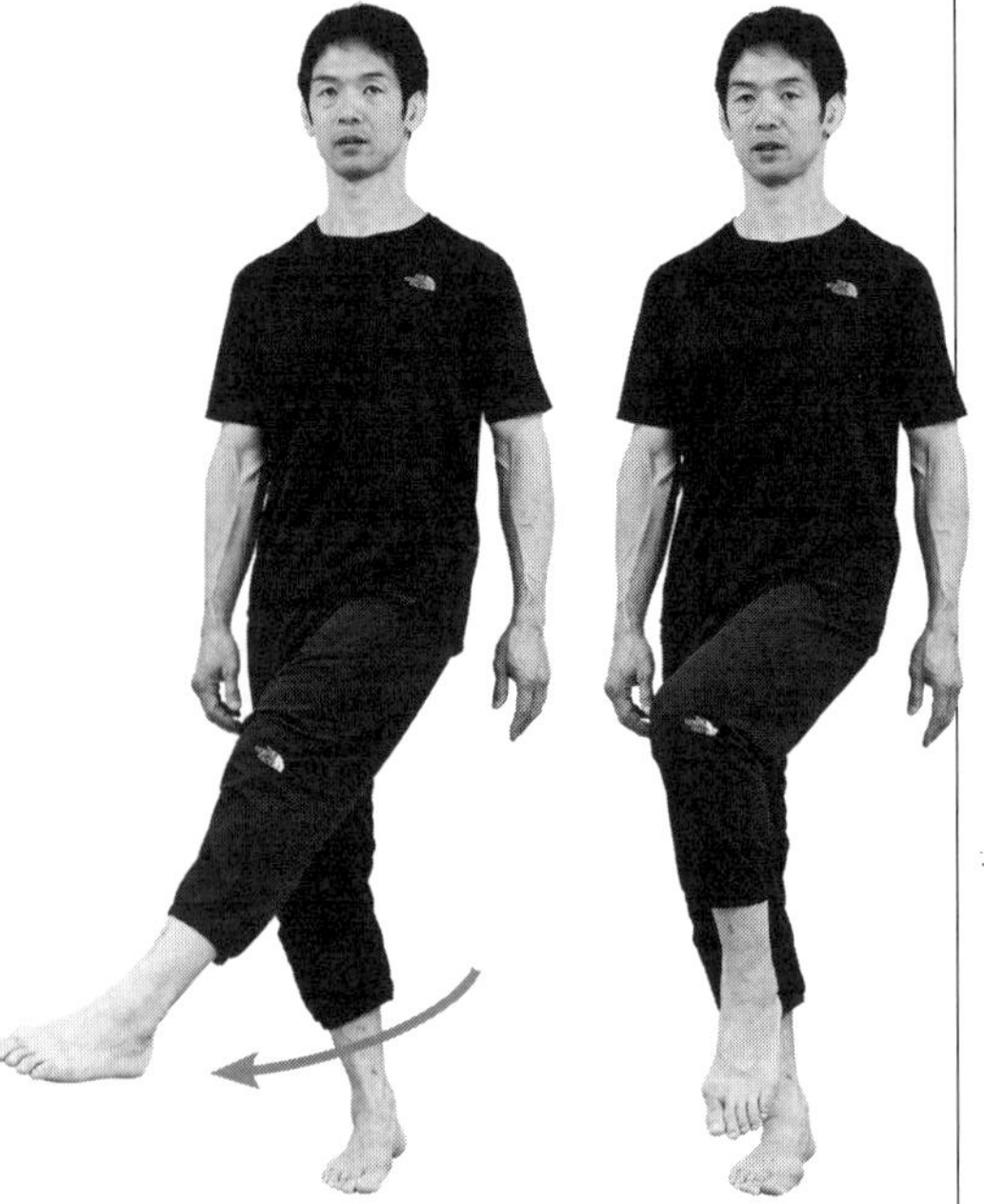

①

「足の脱力スワイショウ体操その❶」をしばらく続け、慣れてきたら、正面ではなく、斜めに足を放り出す。

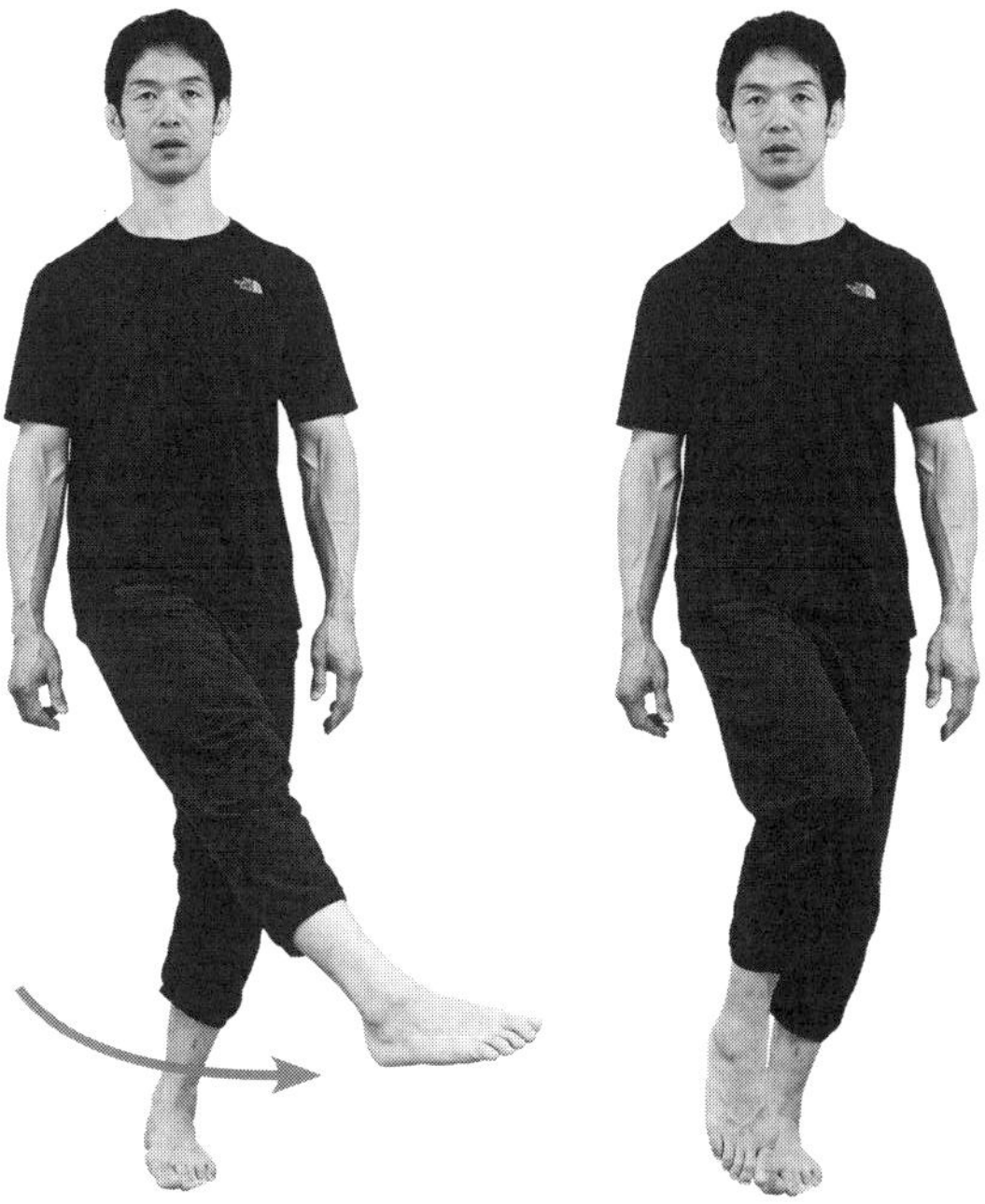

②

左右交互に、斜めに足を放り出す。

足裏が力んで、指先を丸めたハンマートゥになってしまっている人に特におすすめの体操です

# 脱力呼吸 その❶

腕も足も動かしませんが、呼吸を深めることで脱力します。副交感神経が優位になり、入眠効果も期待できます。

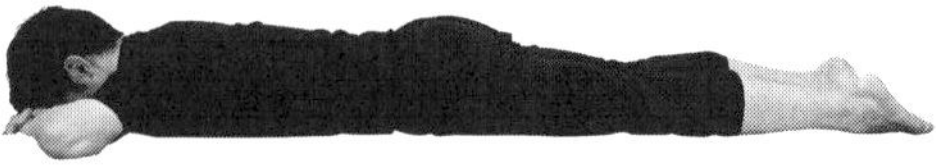

①

手をおでこの下に重ね、うつぶせになる。

**本来、肺は全方向に広がりますが、背面の肋骨が広がらず、肩を上下させて肺を広げている人が増えています。うつぶせに寝ると背面の肺も広がるようになり、深い呼吸になります**

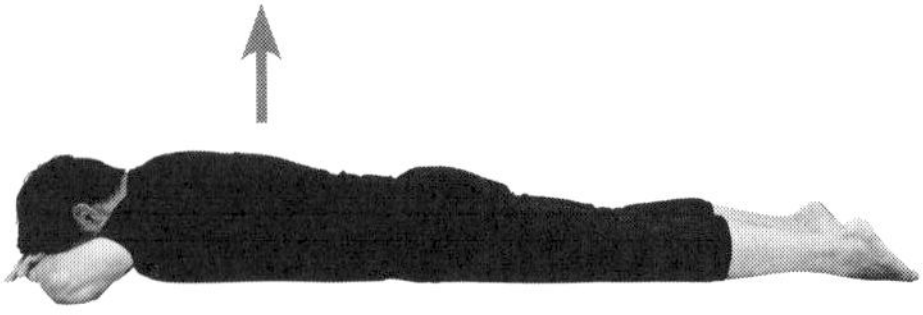

②

そのまま3分ほど、ゆっくり呼吸を行う。鼻から吸って、口か鼻から吐く。

**背中にタオルを乗せておくと、息を吸ったときに背中が膨らむのがわかります。吐く息を長めにすると、リラックス効果が高まります**

# 脱力呼吸 その❷

脱力呼吸の中級編です。うつぶせでの呼吸に慣れたら、仰向けでも背面の肺を広げて深い呼吸ができるようにしましょう。

後ろから見ると

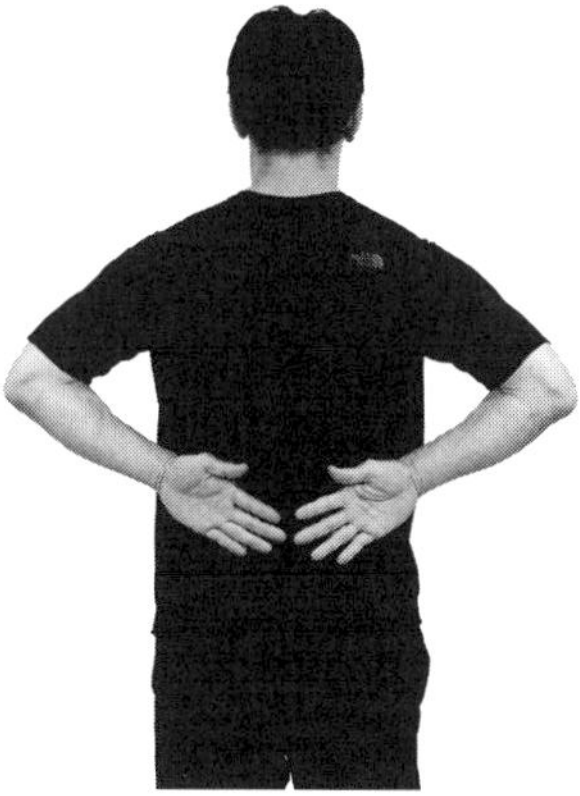

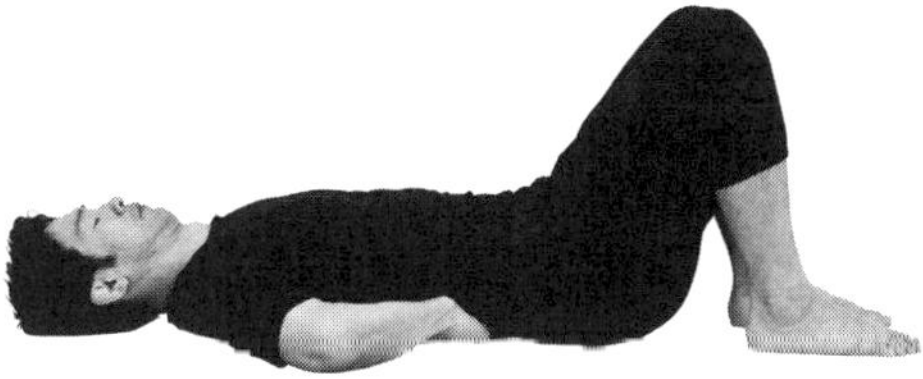

①

仰向けになり、腰幅に両ひざを立てる。両手の手の甲を腰のやや上あたりに当てておく。

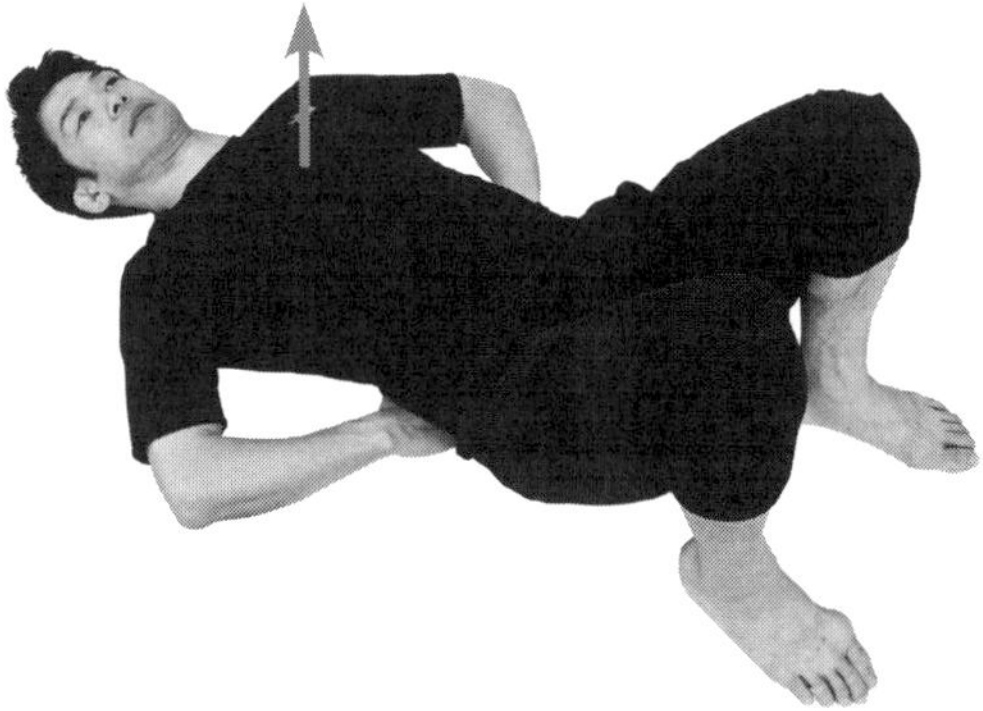

②

そのまま3分ほど、ゆっくり呼吸を行う。
鼻から吸って、口か鼻から吐く。

**息を吸ったときに背中が膨らむのを、手の甲で感じながら呼吸しましょう。背面が膨らむようになると肩が上下することもなくなり、力みが抜けます**

# 第5章

# 痛みやコリを改善する「ボディマップ体操」

# ボディマップとは

本書の冒頭で述べた通り、脱力のためのアプローチは2つあります。ひとつは、「脱力スワイショウ体操」で、もうひとつが「ボディマップ体操」です。

ボディマップとは、私たちひとりひとりが脳の中に持っている〝身体地図〟のことです。触覚、三半規管からなる前庭覚、体がどんな動きをしているかを感知する固有受容覚の情報を元に、脳内で作られます。頭の中に、3Dプリンターで作られた自分の体の画像があるようなものだと思ってください。私たちの脳は、このボディマップと照らし合わせて、体のどこが触られているか、どこをどう動かすべきか、どこが痛いかといった感覚を認識しています。

しかし、このマップは必ずしも正確に描かれているわけではありません。ボディマップが比較的正確な人もいれば、かなり不鮮明になってしまっている人もいるのです。

一般的に、優秀なアスリートはボディマップが正確で、動いていない人は不鮮明です。同じ人でも、日々の暮らしぶりや運動の有無、体調や年齢などによってボディマップは部分的に鮮明になったり不鮮明になったりしています。そしてほとんどの人は、中高年になると徐々に不鮮明になっていきます。

このボディマップは、力みや脱力とも大いに関係しています。

私たちは、脳内のボディマップの情報をもとに、一瞬後の予測を立てることで動いたり脱力したりしています。ところがボディマップに不鮮明なところがあると脳は不安になって、その部位を脱力させられずに緊張させてしまうのです。

私たちは、常に視覚や三半規管の情報、体の感覚などを使って、予測を立てて体を動かしています。たとえば、目をつぶって道を歩くとなると、視界情報がなくなるため、予測が立たなくなり体は緊張します。ボディマップも同じで、体を動かしたり感じたりするのに、その部分の感覚がないと、予測が立たないため、緊張してしまうのです。

ですから、体の緊張をとるには、ボディマップが不鮮明な部分をできる限りなくしていく必要があり、そのために行うのがボディマップ体操です。

また、ボディマップ体操には、全身の神経経路を整える効果もあります。私たちの神経には、大きく分けて、〝上り〟と〝下り〟の2系統があります。手足や皮膚の感覚など末端の受容体が感じた感覚を脳に伝えるのが〝上り〟で、主に体を動かす指令を伝えるのが〝下り〟です。

神経は鉄道の路線と一緒で、途中が滞ってしまうと、その先には確実に影響が出ます。たとえば、指先から脳へ向かう〝上り〟の神経経路のうち、途中の通りが悪くなると、指先の情報は脳に正しく到達しなくなってしまいます。同様に、脳から足先に向かう〝下り〟の神経経路の途中の通りが悪くなると、足先は思うがままには動かせなくなります。

ボディマップ体操とは、全身の感覚を明瞭にすることで、張り巡らされた全身の神経経路をできる限りくまなく通りをよくする体操でもあるのです。

## マッサージだけではボディマップは鮮明にならない

ボディマップは、触覚、三半規管からなる前庭覚、体がどんな動きをしているかを感知する固有受容覚の情報を元に作られるので、体を触ったり動かしたりすることで、鮮明にすることが可能です。

ボディマップ体操は、体に触れることで、脳内で触覚を担当している感覚野を発達させます。同時に、体を動かすことで、脳内で運動を担当している運動野にも働きかけます。

感覚野と運動野は隣り合わせで互いに影響し合い、活性化し合っています。動くことで感覚が発達し、感覚が発達することで運動能力も上がるのです。

たとえば、ちょっと実験してみましょう。まず、指を1本ずつ順番に回してみてください。次に、手を全体に両手でよく触ってから動かしてみてください。後のほうが、指が動かしやすくなっているはずです。触れることで感覚野を刺激し手のボディマップが鮮明になり、運動もしやすくなったのです。

このように、ボディマップが鮮明になると、その部分の感覚がはっきりし、動かしやすくなります。脳は安心し、その部分に緊張をしろという指令を出さなくなります。その結果、自然と力みもとれて、筋肉のコリや痛みも軽減されます。

マッサージをするとコリや痛みが軽減されるのは、普段触れないところを触れられることで、ボディマップが鮮明になったことが関係しています。しかし、残念ながら外からの刺激だけではボディマップは定着しないので、軽減は一時的で、すぐに元に戻ってしまいます。自分で動かして運動野も刺激しないと、ボディマップはしっかり定着しないのです。

　ボディビルダーが胸の筋肉をピクピク動かせるのを見たことがあるでしょう。あれは、あの周辺の筋肉を使う動きをし続けているうちに、神経の通りが良くなり、自分で自在に動かせるようになった結果です。優秀なボディビルダーが鍛えようと思う場所をピンポイントで鍛えられるのは、ボディマップが鮮明になっているからです。

　私たちの神経は、使うと増え、使わないとどんどん消えていきます。だから、ボディマップ体操で体中を触り、神経が衰えていると思われるところを積極的に動かすことで、不鮮明になって緊張していた部分を解放し、神経経路を整えていきましょう。続けていれば無駄な力が抜けてコリや痛みがなくなり、体の動きも良くなっていくはずです。

# 動きの少ない現代人は、ボディマップが薄くなっている

体をあちこち触ってみるとわかりますが、私たちの身体は全身がどこも同じ感度ではありません。敏感なところもあれば、鈍いところもあるでしょう。それは部位によってもともとの違いもありますが、生活しているうちに鈍くなってしまった部分が少なくありません。

基本的に、日頃から動かしているところ、使っているところのほうが、ボディマップは鮮明です。脳は使っていない筋肉や神経をどんどん断捨離していくため、その部分のボディマップはどんどん薄くなっていくのです。

現代人は目や口や手先など、しょっちゅう使っている部分のボディマップばかりが鮮明で、それ以外の部分は薄くなりがちです。

特に、大人は生活の中で動きのバリエーションが少なくなって、ボディマップがかなり薄くなってしまっています。思い出してみてください。子どもの頃は、ジャングルジムに登ったり野山を走り回って鬼ごっこをしたりと、幅広くさまざまな動きをしていたはずです。

中でも都会のサラリーマンなどは毎日同じ動きしかしていない人が非常に多いです。「運動している」という人も、話を聞いてみるとラジオ体操やジョギングなど、決まりきった運動しかしていない人がほとんどです。当然、使っている部位は限られてきます。

別の言い方をすれば、人は大人になるにつれて無駄な動きをしなくなっているということです。脳の活動のうち思考的な部分が大きくなっているので、体を動かすことにはできるだけエネルギーを使わない方向になっているのです。何の対策もしなければ、年齢とともに運動不足が進行し、ボディマップは確実に薄くなってしまうでしょう。

## 現代人は足の裏のボディマップが薄れている

ボディマップは部位によってかなり差があるのですが、もともと非常に感覚が鮮明だったにもかかわらず、年齢とともにもっとも衰えてしまうのが、足の裏のボディマップです。

足の裏の中でも、特に足の指のボディマップが不鮮明になっている人が増えていて、指先に無意識の力が入って前側に曲がってしまっているハンマートゥになっている人が少なくありません。あれは、足裏のボディマップが不鮮明なことによる典型的な症状です。

現代人はほとんどの人が、足裏のボディマップがかなり薄くなっています。その理由は靴下と靴、そして歩かない生活です。人間はもともと裸足で歩き回り、足裏の神経を刺激し続けていました。それが靴を履く生活になって、すっかり減ってしまったのです。

　これにはれっきとしたデータもあります。体性感覚研究の第一人者であり、東邦大学名誉教授の岩村吉晃先生が書かれた『タッチ』という本の中で、体のさまざまな部位で、年代によって感覚がどのように変化したかを数値化した実験を紹介しています。

　この実験では、もともと体の部位によって感覚の鋭さには違いがあることと、年齢による感覚の落ち方も部位によって違いがあることが明らかになっています。

　たとえば、ふくらはぎの感覚は年齢を重ねてもほとんど落ちていないのですが、足裏は400%も鈍くなっています。

　そういえば、子どもの頃は足の裏がすごくすぐったかったけれど、今はそうでもなくなったなと思いませんか。私たちが子どもの頃はまだ外で遊ぶ機会も多かったので足の裏の感覚もかなりありました。でも、大人になるにつれてどんどん退化していったのです。

　足の裏のボディマップが薄くなってしまったことで、脳は足の裏に常に緊張するように指令を出しています。その結果、足の指がハンマートゥになったり、足の裏が硬くなって足底筋膜炎《そくていきんまくえん》や腱膜炎《けんまくえん》などにかかる人が増えているのです。

　その上、足の裏が緊張していたら、人は立っているときに体が不安定になります。足元が不安定だと、全身も不安定になり、どうしても無駄な力みが生まれます。

　靴は足を守るために作られたものですが、感覚を鈍らせてしまうので、ずっと靴を履いている生活は体に良い生活とはいえないでしょう。脱力スワイショウ体操も、ボディマップ体操も、どちらも裸足でやることをおすすめしています。できるだけ足の裏の感覚を刺激して、ボディマップを鮮明にしておきましょう。

## 腰まわりのボディマップが薄くなっている人が多い

足の裏とともに現代人のボディマップが薄くなっているのが、腰まわりです。足の裏と違い、腰の部分はもともとボディマップが薄い部分です。その上、腰は普段の生活で十分に動かしていないので、どんどんボディマップが薄くなりがちです。

ボディマップが弱いところは緊張しているわけですが、腰まわりの緊張に本人はあまり気づいていません。当然、腰まわりは知らず知らずのうちに疲れていきます。

しかも、腰まわりは侵害受容器といって痛みを感じるセンサーがたくさんあるので、感覚は鈍いのに、痛みだけは感じやすいのです。

肩の場合、侵害受容器は腰のように多くはありません。そのため、肩がこっているけれど本人は緊張に気づいていていない上に、痛みを感じていないということがけっこうあります。こういう人は、肩のボディマップがもともと薄く、肩コリがものすごく進行してしまってから痛みに気づくことが多いようです。

私たちの体は、体中の神経がくまなく通りが良くなっているのが理想的な状態です。脱力スワイショウ体操やボディマップ体操で神経の通りを良くして鈍いところを改善すると、その部分だけでなく、その神経経路全体に良い影響が現れます。

神経の中でもっとも大切なのが、背骨に沿って流れている中枢神経です。末梢神経はすべてそこから出て下へ下へとつながっているので、中枢神経が途中で滞ってしまうと、そこから下がすべて滞ってしまいます。ですから脱力スワイショウ体操とボディマップ体操には、背骨を動かして中枢神経に働きかける動きも含まれています。

このように、ボディマップ体操は、感覚野や運動野を刺激するだけでなく、滞っている神経の通りを良くして、神経経路を整える体操でもあります。神経が整うと、動きが良くなるだけでなく、緊張もとれ、コリや痛みも軽減されます。

体のために運動が大事とわかっていても、緊張やコリ、痛みがあると、なかなか体を動かすことはできません。体のために何か運動をするのであれば、何よりもまず、脱力スワイショウ体操で脱力したり、ボディマップ体操でボディマップを鮮明にすることからはじめるべきです。ボディマップが鮮明になってきてから他の運動やスポーツに取り組めば、ずっと体も動きやすく、動きそのものも楽しめるはずです。

## 現代人は指と肩まわりが動かなくなっている

特に現代になって、どんどんボディマップが薄くなりつつあるのが、指と肩まわりです。

現代人の多くは、親指と人差し指ばかり使って生活しているため、他の指の動きが悪くなっている人が増えています。指はパソコンのキーボードを打つときに使いますが、指先にしっかり力を入れることはほとんどないでしょう。

便利な世の中になって、人は〝つかむ〟という行為をあまりしなくなりました。特にコロナになって、電車の中でも吊革や手すりをできるだけつかまない人が増え、ますます指を使わなくなっています。そういえば、最近、ペットボトルの蓋が開けにくくなったなと感じている人もいるのではないでしょうか。

もともと原始時代は、人は生きていくためにどこかにぶら下がったり、何かをつかんで登ったりする能力が必要でした。でも現代では、こうした行為はスポーツなど一部の趣味でしか必要ありません。生活の中では、普通に歩く、段を上り下りする、立つ、座る、かがむ以外の動作はほぼしていません。

そのため、指や手のボディマップは薄くなり、結果的に肩から指先にかけて不自然に力んでしまっている人が増えているのです。

また、現代になって、スポーツをやっている人以外、人は物を投げる必要もなくなりました。実は、きれいにモノを遠くに投げられるのは、動物の中でも人間だけです。人の長い鎖骨は、物を投げるために発達したと考えられています。

人間は動物としてはたいして強くありません。ゴリラと戦ったら力で負けます。走ったら多くの動物に負けます。人間が他の動物よりも圧倒的に強いのは、肉体ではなく知恵です。槍《やり》などの道具を使い、これを遠くに投げることで他の動物に勝ってきたのです。

人の肩まわりにある神経や筋肉は、投げるためだけに発達してきたと考えられるものが多くあります。つまり、投げる機会がなくなったことで、肩まわりには使わなくなった神経や筋肉がたくさんあるのです。当然、周辺のボディマップは薄くなり、緊張や痛みにもつながります。

四十肩や五十肩になるのは、物を投げなくなったからともいえるでしょう。ボディマップ体操で肩まわりのボディマップを鮮明にすれば、肩コリはもちろん、四十肩や五十肩も予防できるはずです。

## ボディマップ体操は、トレーニングではなく、脳に働きかける練習

ボディマップ体操が今までのトレーニングと大きく違うところは、筋肉そのものに働きかけるのではなく、脳に働きかける練習である点です。

人間の脳には、体からの触覚情報を受け取る体性感覚野と、体を動かす指令を出す運動野があり、この2つが互いに影響し合うことで感覚や運動能力が発達し、ボディマップが形成されていきます。

たとえば、何かを持ち上げるとき、まずは目で見て、脳に視覚的な情報をインプットします。

脳はその情報をもとに重さなどを予測し、これぐらいの力でこんな風に腕を動かそう、というアウトプットを出します。

実際に持ち上げようとしてみて、思ったより重いという情報がインプットされると、もうちょっと力を出せ、というアウトプットが出されます。

このように、あらゆる動きは脳のインプットとアウトプットで生まれています。

インプットは視覚や三半規管からの情報、体の感覚などで、アウトプットは体への指令です。

このとき、インプットの情報が曖昧だったり、不足したりしていると脳は不安になり、体を緊張させたり、痛みを発生させたりするアウトプットを発することもあるわけです。

いずれにせよ、感覚を感じているのも、情報を処理しているのも、指令を出しているのも、すべて脳だということです。

ですから私は、脳神経学を勉強しボディマップに注目するようになってから、解剖学を元にしたトレーニングはほとんどやらなくなりました。筋肉をほぐす手技などは、多くのものは必要ないと考えています。脳へのインプットと脳からのアウトプットがより正しく伝わるようにすることが、人の体を良くするためにはもっとも大切なことだからです。

以前は、ほとんどのトレーナーは人の体をモノとして見ていました。そのため、筋肉、骨に注目し、「こちらにこう曲げれば負荷がかかって筋肉が鍛えられる」「筋肉が硬くなっているからマッサージでほぐす」といった対処法ばかり実行していたのです。

これらは完全に無駄なわけではありませんが、体を考える上でもっとも大事な脳や神経を無視したやり方だったわけです。だからなかなか効果が出ませんでした。

その点、ボディマップ体操は、脳の体性感覚野と運動野に直接働きかけるため、効果が出やすいです。

従来のトレーニングのように筋肉に強い力が加わることはほぼありません。

それでもボディマップ体操で体を動かすと脳や神経が繰り返し活性化され、ボディマップが鮮明になり、結果的に緊張や痛みがとれて体の動きもよくなっていくのです。

## 筋肉を鍛えるトレーニングでは、脱力できる体にならない

私たちが自然に脱力するためには、正しい姿勢でいることが大切です。その際ポイントとなるのが、背中の筋肉を保持するための脊柱起立筋という筋肉です。その名の通り、脊柱を立たせる筋肉です。

脊柱が正しく立ち上がっている場合、脊柱起立筋は必要最低限の力で背骨を立てています。この場合、体に不自然な力みは生じません。

しかし現代人でこのような状態の人はかなり少数派です。多くの人は、背骨が前に倒れ、猫背気味になっています。こうなると、脊柱起立筋はそれ以上背骨が前に倒れないようにがんばっているので、無意識の力みが生まれています。

では、良い姿勢になって背骨の力みを解消するにはどうしたらよい

でしょうか。多くの人は、骨盤を立てて、背筋をすっと伸ばそうとするでしょう。しかしこれではすぐに疲れてしまい、姿勢を根本的に良くすることはできません。

背筋を伸ばすために、腹筋や背筋を鍛える人もいるでしょう。こうしたトレーニングはまったく意味がないとはいいませんが、なかなか姿勢が良くなったり、脱力できる体になりません。

それよりも、姿勢を良くするためには、前庭覚の働きを良くすることが重要です。脳にインプットされる視覚や三半規管の情報を調節することで、前庭覚と関係が深い脊柱起立筋とその周辺のボディマップを鮮明にし、正しい姿勢に導いていくのです。

試しに、目の前に指を立て、それを目安に、視線と頭を横、縦、斜め（両方）に動かす動きを10回ずつやってから背筋を伸ばしてみてください。以前よりも背筋を伸ばすのが楽になっているはずです。

これは目と頭を動かすことで、前庭覚の情報が少し修正された結果です。前庭覚からの情報が正しく脳にインプットされたことでボディマップもより鮮明になり、脊柱起立筋が良い仕事をしてくれるようになったわけです。

脳と神経を無視し、筋肉にターゲットを絞って背筋や腹筋に負荷をかけるトレーニングは、もはや古いやり方と言わざるを得ません。

実際、筋肉を鍛えればみんな姿勢が良くなるかというと、そんなことはありません。マッチョな人が意外と猫背だったりするものです。筋肉のことしか考えずにトレーニングをしたら、体に余計な力みが入るばかりで、姿勢はなかなか良くならないのです。

## 緊張と痛みは、脳が発する危険信号

ケガや潰瘍など、本当に体が傷ついているときの痛みは別として、多くの人が日ごろ感じている緊張と痛みは、脳が作り出しているものが少なくありません。

脳には視覚や三半規管、触覚などの情報がインプットされ、そこで一度解釈が行われた上で、体の末梢に向けてアウトプットが出されています。そのアウトプットには、〝体をこう動かせ〟というもののほかに、〝緊張させろ〟というものや〝痛みを発生させろ〟というものなどがあります。緊張と痛みは、脳が発する一種の危険信号といえるでしょう。

これまで述べてきたように、ボディマップが不鮮明な部位があると、脳は不安になってその部分に〝緊張しろ〟という危険信号を出します。そして、この状態が続いていると、脳はいよいよ危険信号を強め、それ以上体を動かさないように〝痛み〟を発生させます。

こうした緊張や痛みを抑えるには、その部位に働きかけて痛みを無理やり抑えようとするのではなく、脳にその痛みを出す必要がないことを教えてあげることのほうがよほど重要です。

対策としては、ボディマップ体操で、全身のボディマップをできるだけ鮮明にし、無駄な力みをとること。そして、日頃から痛みを制御している脳幹の働きを良くすることが大切です。

脳幹は大脳の入口にあり、血圧や心拍数などをコントロールしている〝無意識の生命維持装置〟と呼ばれている部分です。痛みは大脳が感じているのですが、脳幹は駅の改札のように、末端から上がってきた痛みの情報を大脳に通したり止めたりして、痛みを制御しています。

誰しも生活していれば、ちょっとした痛みは体のあちこちで発生しているのですが、脳幹がしっかり働いていれば、たいした問題のない痛みはあまり感じないように制御されているのです。いちいち痛がっていては、生活に支障が出るからです。

ですから、こっていないのに痛みを感じる人、理由もあまりはっきりしないのに腰などの痛みが強い人は、脳幹の働きも弱まっていると思われます。

脳幹の働きが弱まる主な原因は、光ストレスと社会的精神ストレスと考えられています。これらにより自律神経が乱れ、交感神経ばかりが亢進し、脳幹の働きに悪影響を及ぼしているのです。

ボディマップを鮮明にして余計な力みをとることで、リラックスし、副交感神経を優位にしましょう。そうすれば、脳幹の働きも良くなって、多くの痛みとコリが消えていくはずです。

## ボディマップが薄いところを動かすことが大事

ボディマップを鮮明にするために、まずは体中を自分でさすりましょう。触られた感覚を脳にインプットしていくのです。

それから体を動かして、ボディマップが不鮮明になっている場所を改善していきましょう。ボディマップを鮮明にするには、いろんな角度・方向に動かせるようになることが大切です。決まりきった動きしかしていないと、ボディマップは薄くなっていきます。

逆に言えば、自分があまり動かしていないところや、動かしにくいところを探して動かすことがとても重要です。もともと動く場所はすでにボディマップができているので、あえて動かす必要はありません。

ですから、たとえば、スクワット、腕立て、腹筋など、決まった動きを何年も続けている人は、ボディマップ形成の面からいうと、その動きはもはや不要です。確かに筋肉には負荷がかかって鍛えられているともいえますが、脳には何も変化が起きていないのです。

健康に気をつけている人は、ついつい、同じ動きを十年以上やり続けていたりしますが、それだけでは脳内のボディマップはまったく進歩していないことになります。

何十年もラジオ体操だけをやり続けている人は、そのとき動かす部分しかボディマップは濃くなっていません。それ以外のところは抜け落ちてしまい、ラジオ体操しかできない体になっているのです。

同様に、たとえば自分は毎週ゴルフの打ちっぱなしに行っているからそれなりにボディマップはできていると考えるのは、残念ながら間違いです。ゴルフの打ちっぱなししかしていない人は、そこで毎回使う部分のいびつなボディマップしか形成されていないのです。

# 痛い場所のボディマップだけに原因があるとは限りません

どこかが痛いとき、痛い場所のボディマップだけに原因があるとは限りません。むしろ、そうでない場合のほうが多いでしょう。

たとえば肩が痛いとき、肩を動かして肩のボディマップを鮮明にしても、それだけで痛みが収まることは少ないです。肩の場合は指を動かすことも重要です。脳の担当区域が肩と指で同じ系列だからです。指に力を入れると自然と肩にも力が入るでしょう。

痛みが出たとき、ときにまったく違う場所のボディマップが関係していることもありますが、近隣の部位が関係しているのが一般的です。

たとえば、ひざの痛みをとるには、股関節と足首を動かすのが効果的です。

なぜなら、ひざ、股関節、足首は3つセットで動くもので、脳の神経系列が一緒だからです。多くの場合、股関節と足首が仕事をせず、ひざにばかり仕事をさせているため、ひざが危険信号として痛みを発しているケースが多いのです。だから、ボディマップが不鮮明になっている足首と股関節を積極的に動かすわけです。

ひざに限らず、体のどこかに緊張や痛みがあるときは、その部位と同じ神経系列のすべてのボディマップを鮮明にする必要があります。

私たちの体中には、脳と末梢の間に神経が張り巡らされています。どこかのボディマップが薄くなって緊張が出ているということは、脳から末端に至るその系列の神経の通りが悪くなっているということです。つまり、ボディマップ体操は、体中の神経経路を整える体操といえるでしょう。神経の代謝を上げることで不快な緊張や痛みを解消し、体の動きを良くし、結果的に、心の状態も良くする体操なのです。

# ボディマップ確認法

体が硬い人のボディマップは不鮮明です。柔軟性を確認することで、自分のボディマップの状態がある程度つかめます。

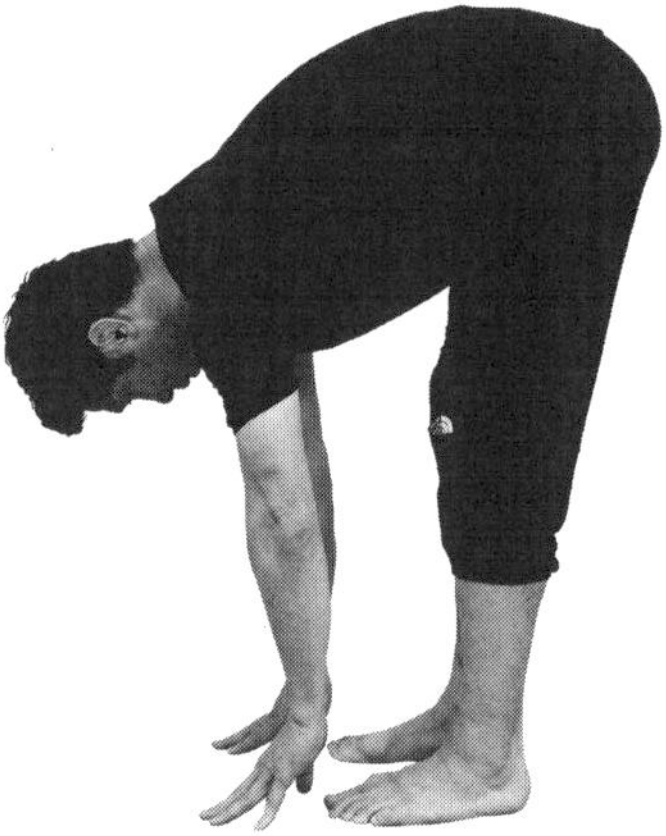

①

足をそろえて、ひざを伸ばしたまま前屈する。

**指が全部しっかり床につけば、柔軟性は合格点。ボディマップの状態もまずまずだと考えられます**

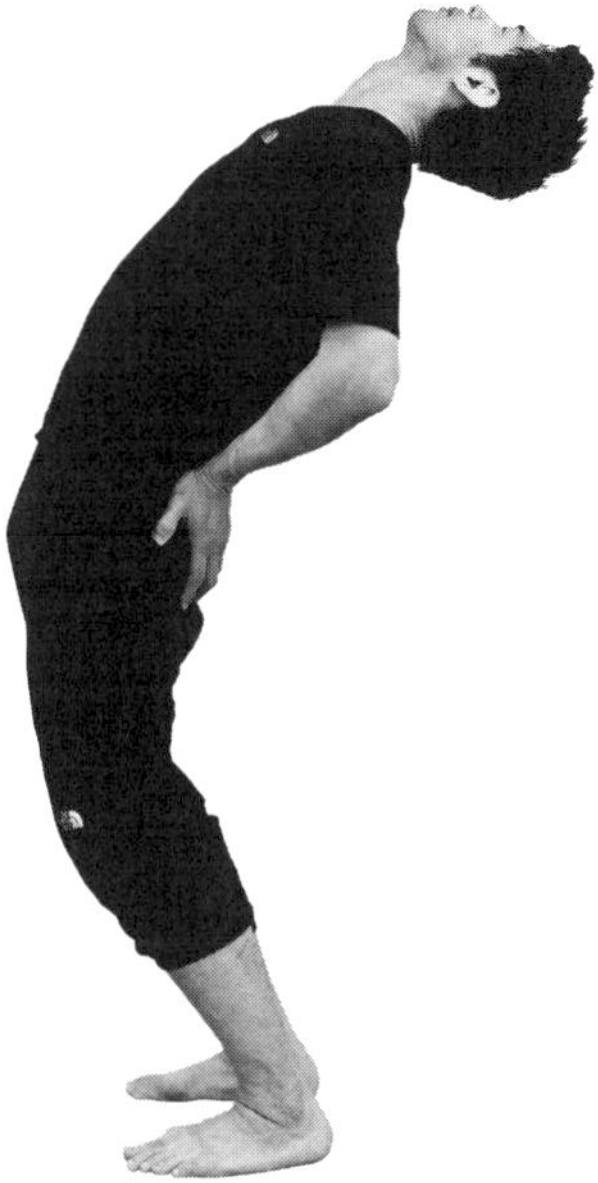

②

両手のひらを腰にあてて、後屈する。

後屈にははっきりとした目安はありません。だいたいどれぐらいか、感覚でいいので自分の柔軟性を覚えておきましょう

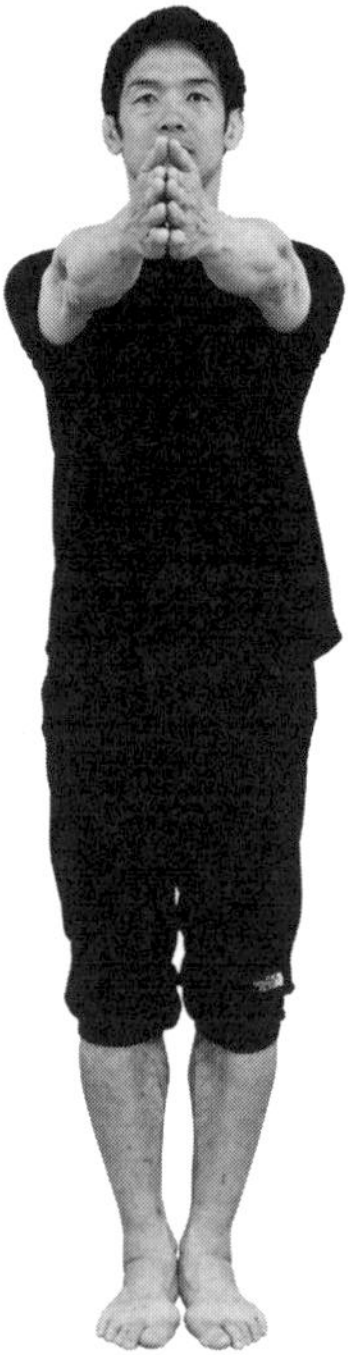

③

足をそろえて立ち、両腕を前に伸ばして
手のひらを合わせる。

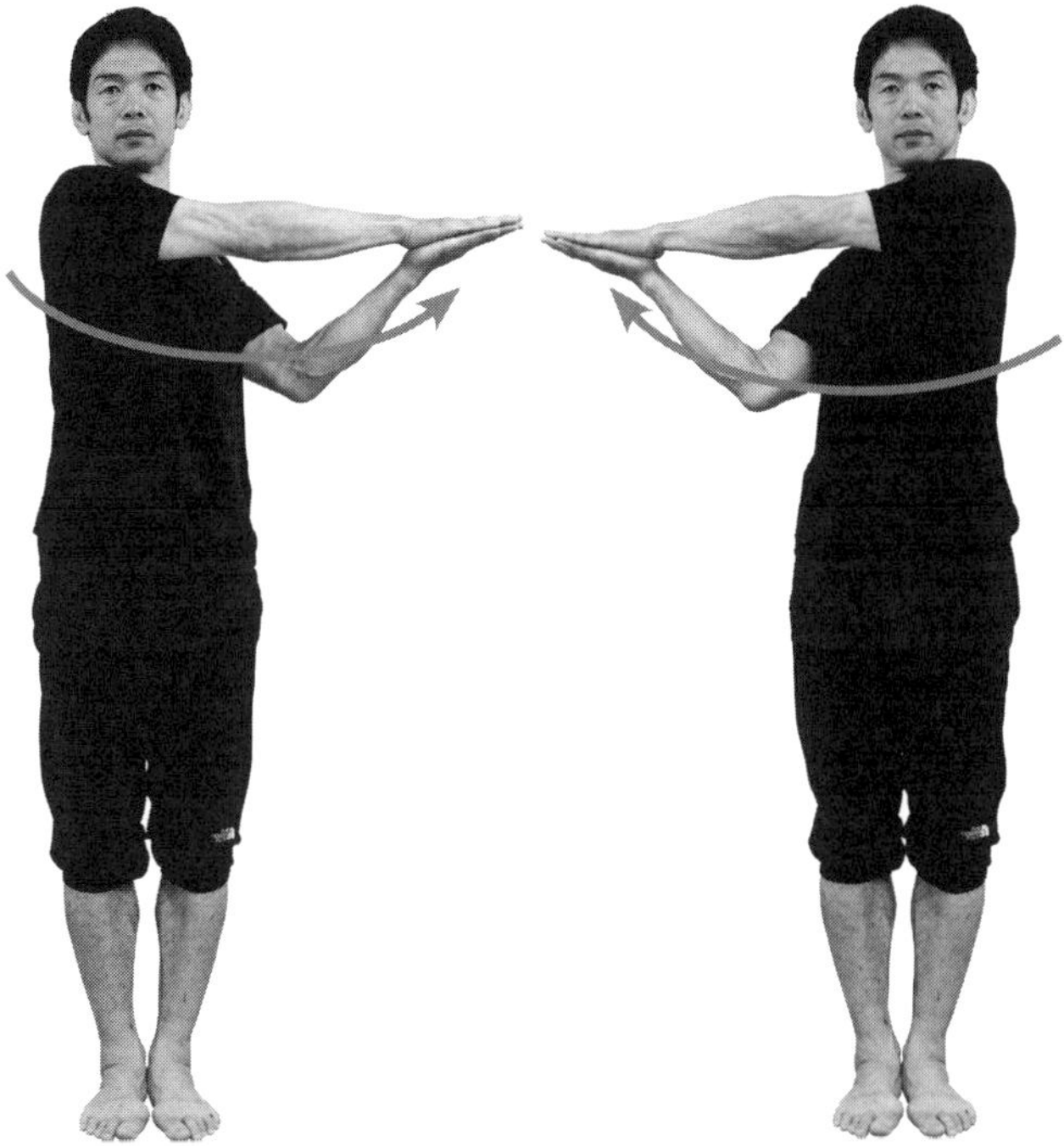

④

足が動かないようにして、両腕をできるだけ伸ばしたまま、体を左右にねじってみる。

**この動きで、体幹の柔軟性がわかります。体幹が硬い人は、両ひじが曲がったり、体が左右にぶれたりします**

# 全身をさすって脳に「ボディマップ」を形成する

全身をまんべんなくさすることで触覚を活性化させ、その情報を脳にインプットさせましょう。それぞれのボディマップ体操の前に行っておくと、ボディマップ形成により効果的です。これを行っただけでも、柔軟性は上がり、体が動かしやすくなるとともに、ボディマップが定着しやすくなります。肋骨、脇腹、腰まわりは誰でも感覚が弱い部分なので、特に念入りに行いましょう。

①

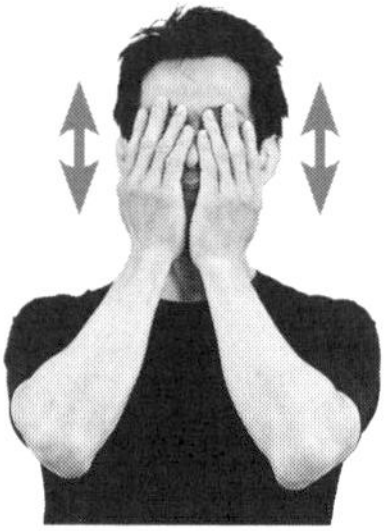

顔を両手で洗うようにさする。

②

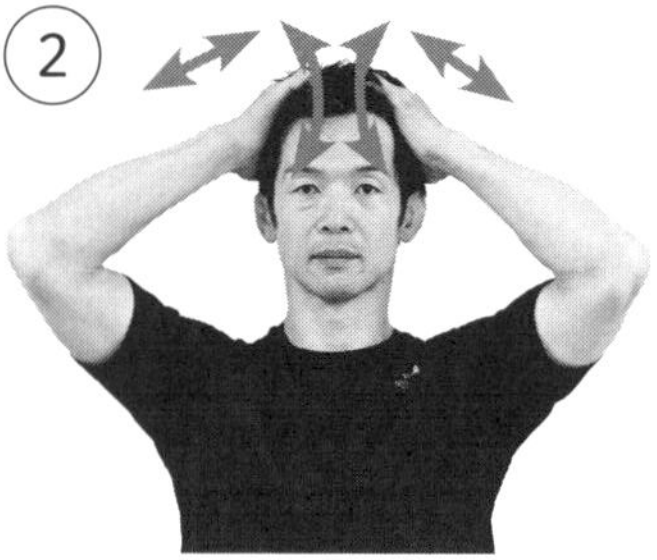

髪をかき上げるように、
頭を何度かさする。

③

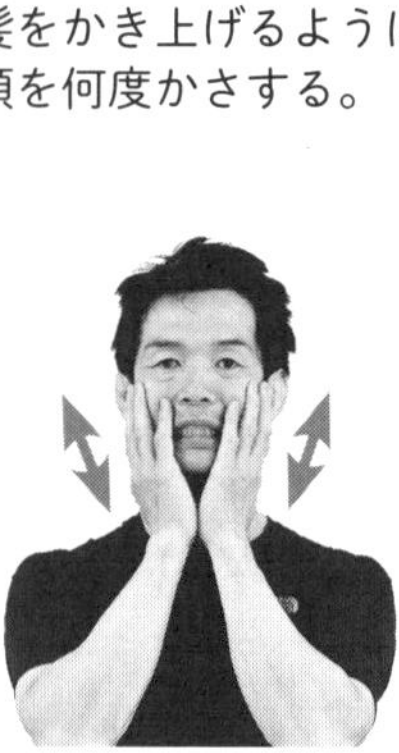

顔をさすりながら、
歯をカチカチさせる。

④

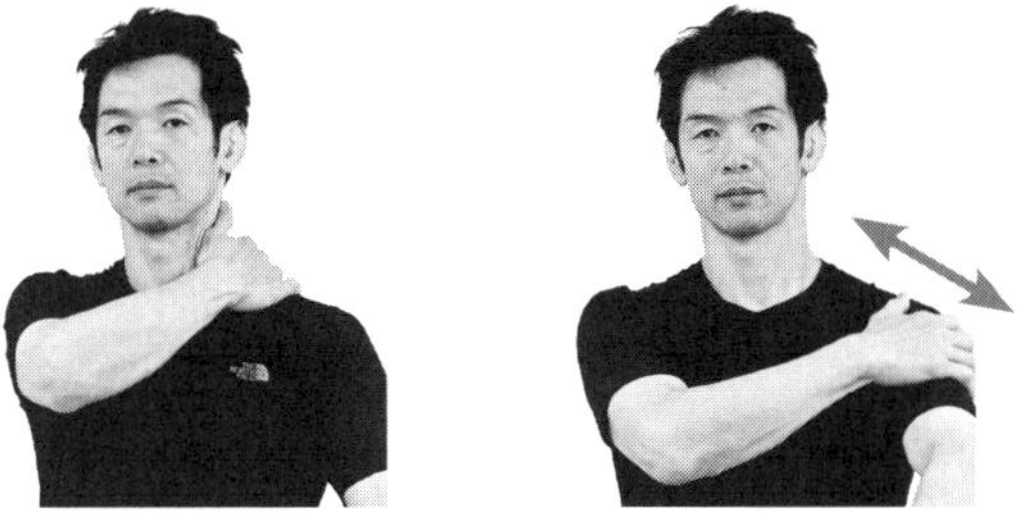

首から肩にかけて、リンパを流すような感じで軽くさする。

⑤

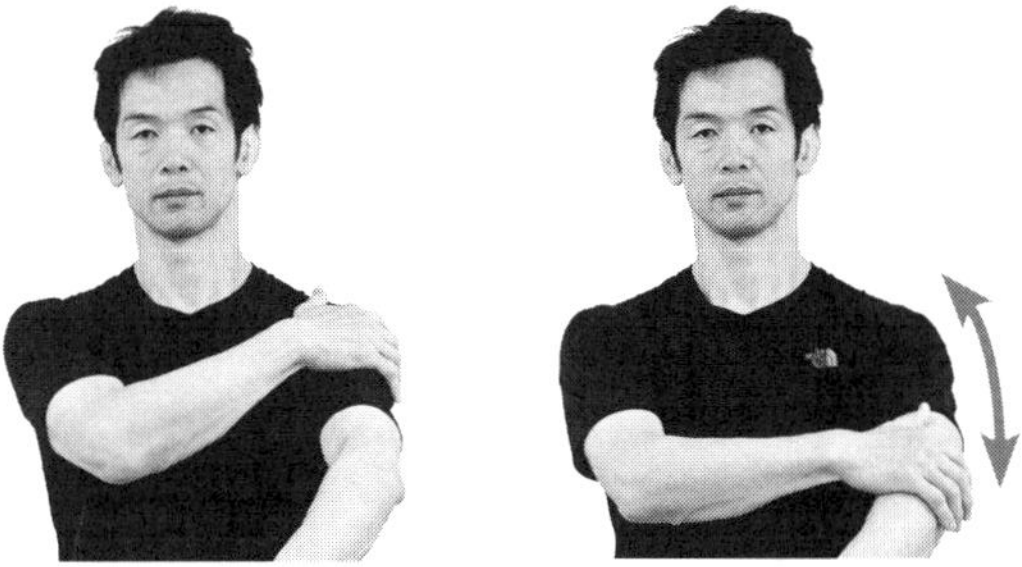

肩から腕、脇の下まわりまでまんべんなくさする。

⑥

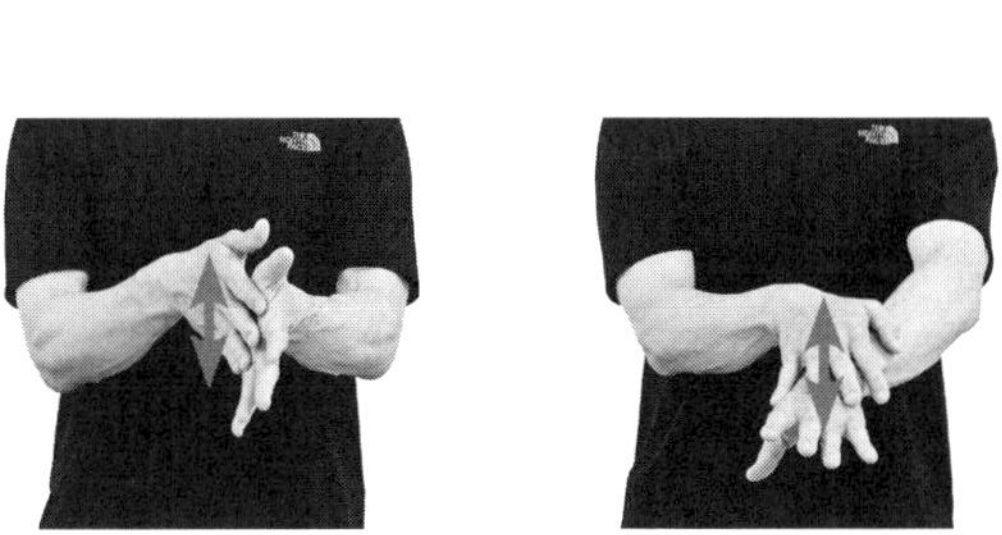

手のひらや指先、手の甲をさする。

⑦

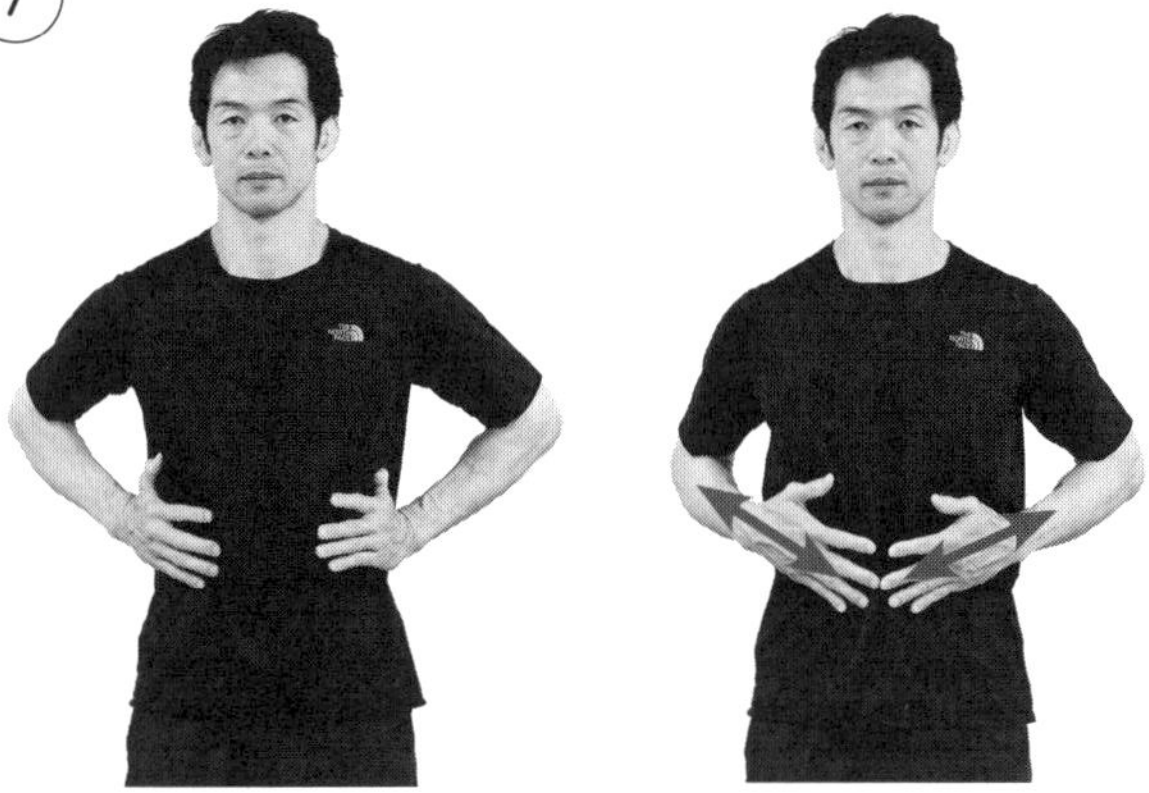

肋骨まわりをさする。

⑧

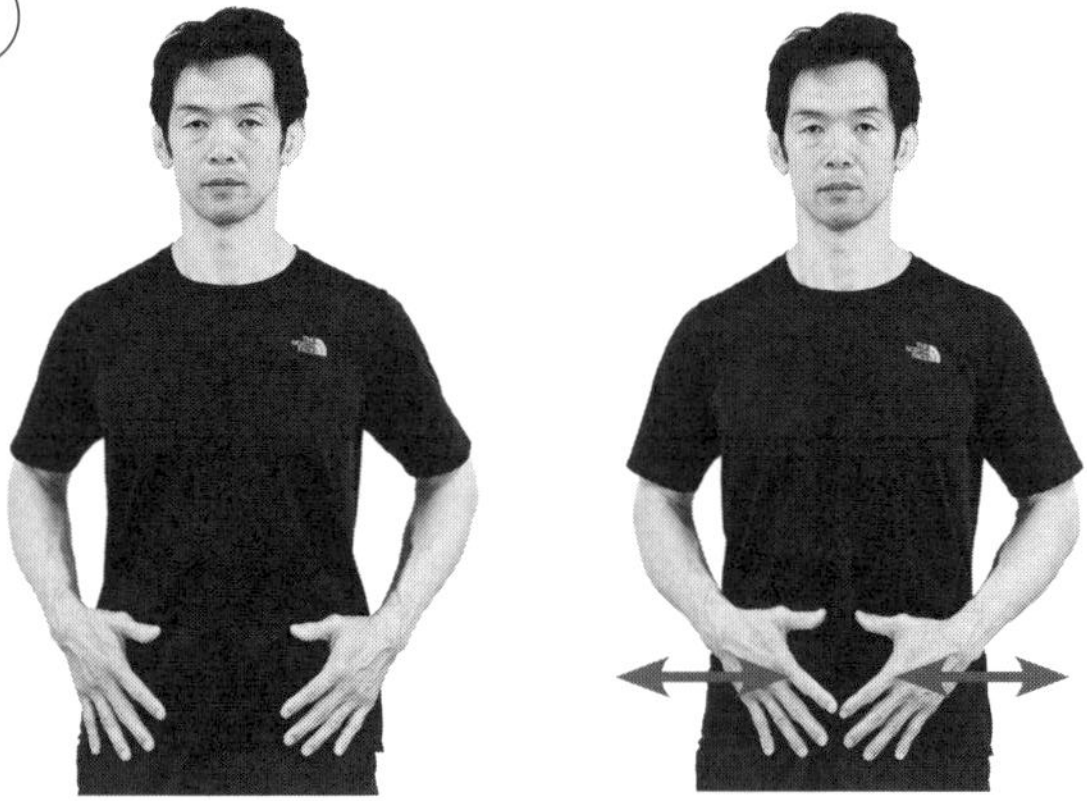

お腹まわりをさする。

⑨

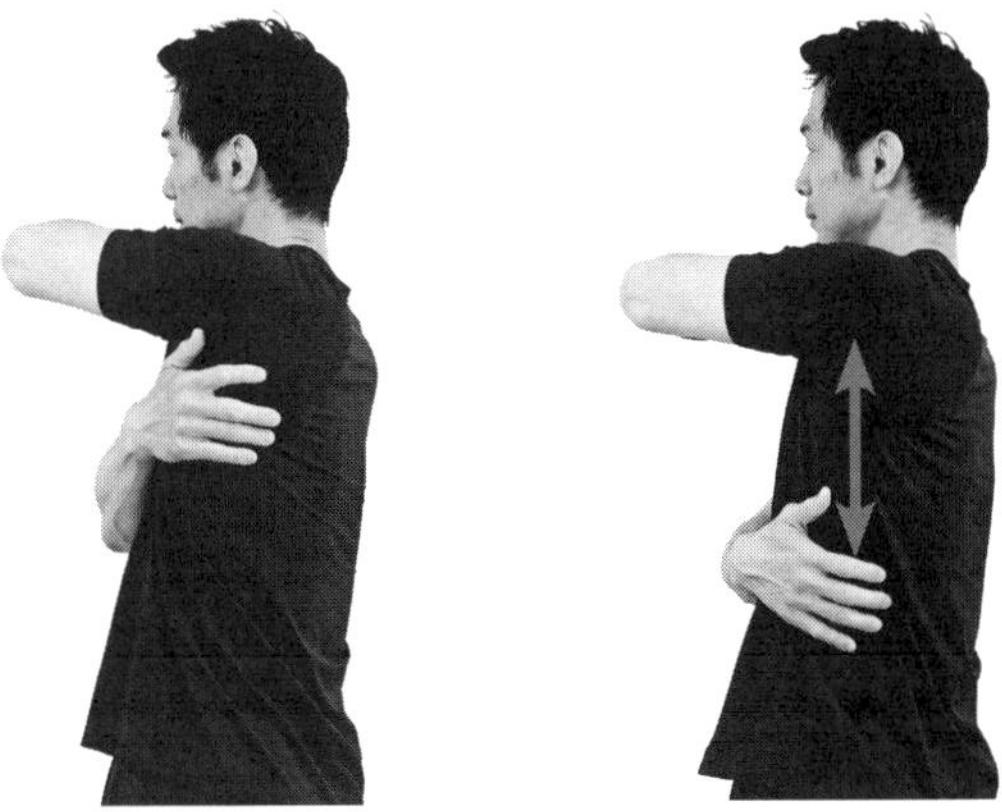

脇腹をさする。

⑩

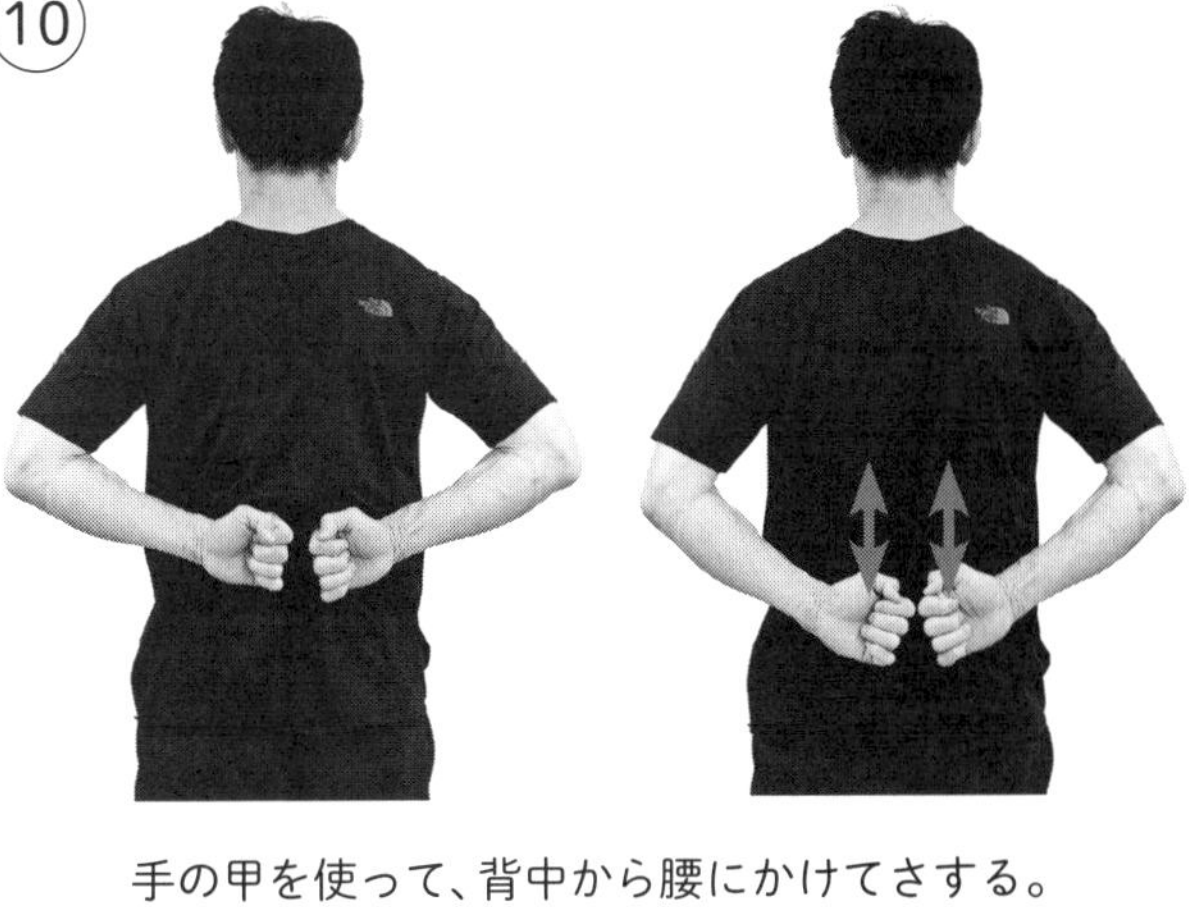

手の甲を使って、背中から腰にかけてさする。
特に念入りに。

⑪

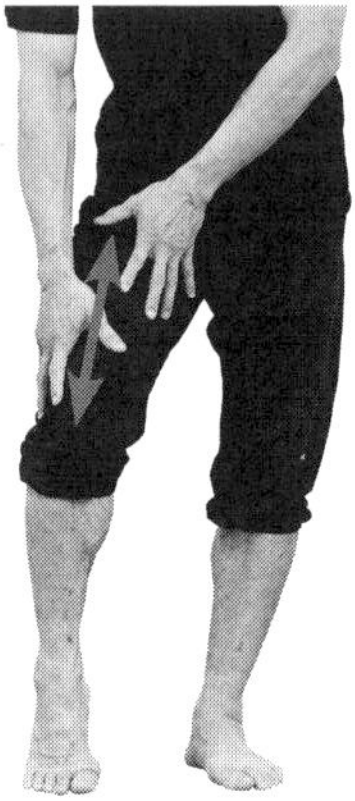

太ももの前側をさする。

⑫

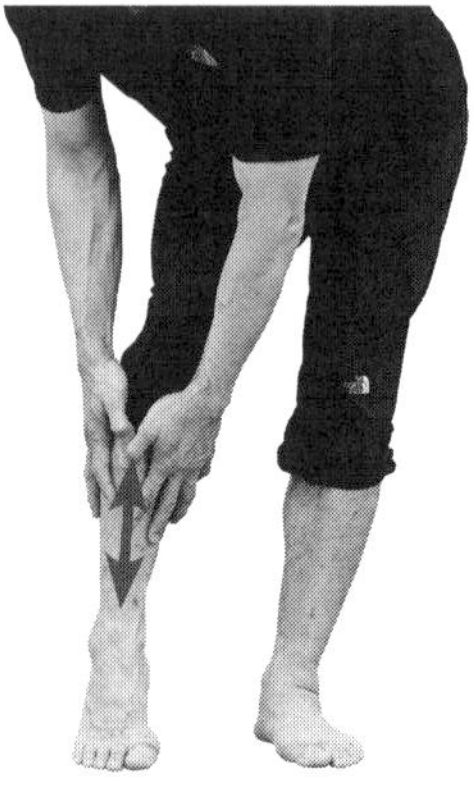

すねをさする。

⑬

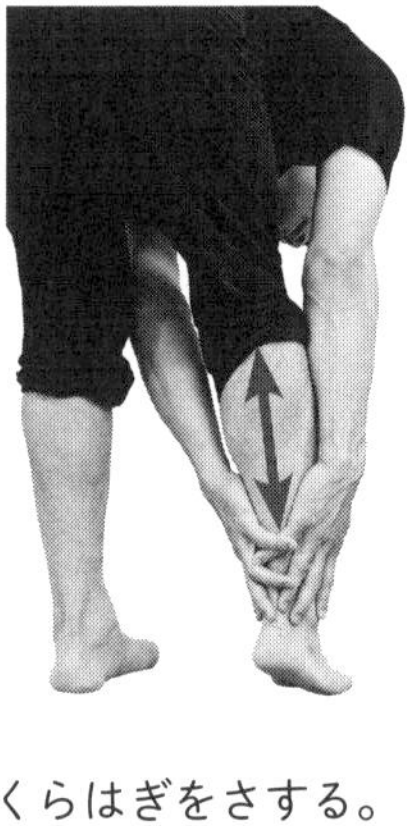

ふくらはぎをさする。

⑭

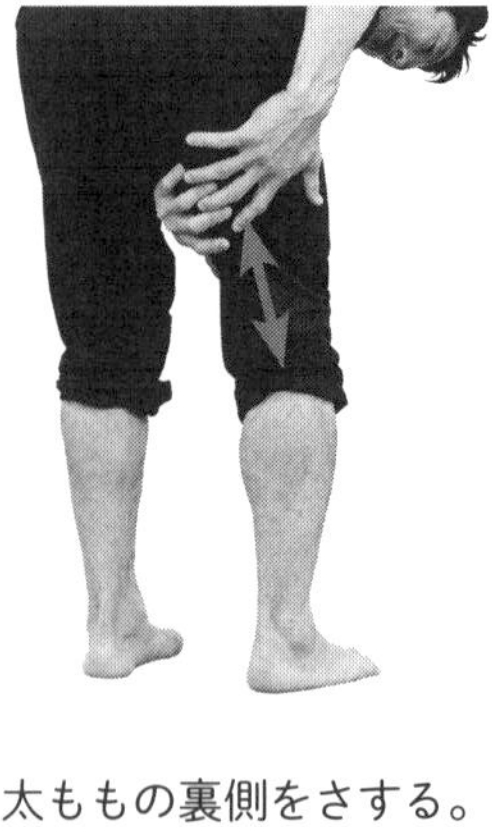

太ももの裏側をさする。

⑮

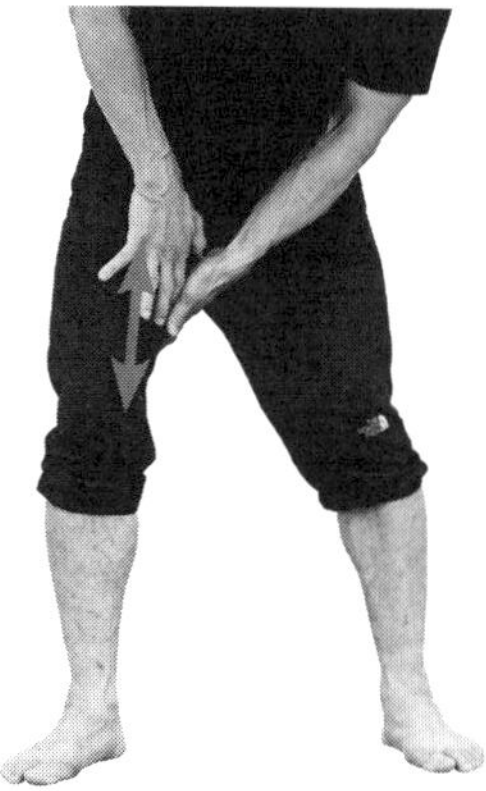

太ももの内側をさする。

⑯

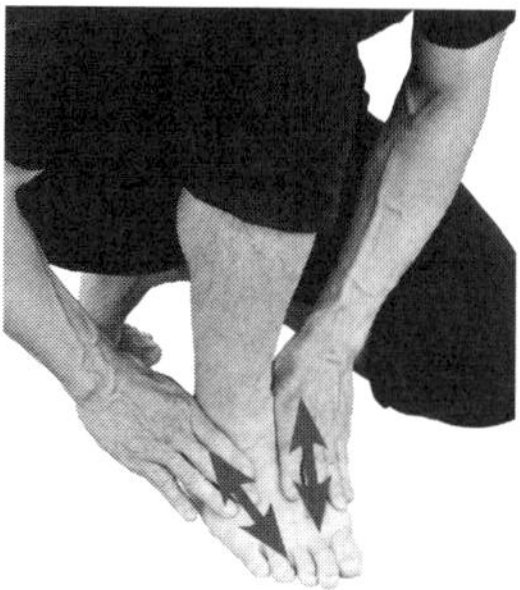

足の甲をさする。

⑰

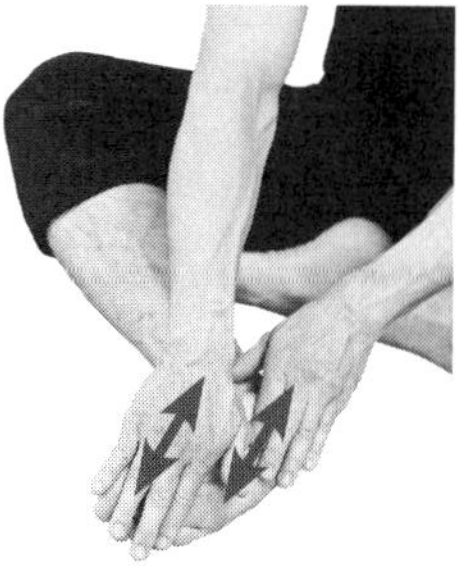

足の裏をさする。

**チェック!**

全身をさすり終わったら、もう一度「ボディマップ確認法」をやってみましょう。最初に比べて柔軟性が増しているはずです。それは、一時的にボディマップが形成された証拠。このあとにボディマップ体操で体を動かし、ボディマップをしっかり定着させていきましょう。

症状別「ボディマップ体操」

肩コリや腰の痛みをはじめ、原因がはっきりしない痛みの多くは、ボディマップに問題があります。ボディマップ体操でボディマップを鮮明にして、無駄な力みや痛みをとりましょう。

このボディマップ体操は、症状別に組み立ててあります。多くの現代人が悩んでいる主な症状をピックアップしてあるので、気になっているところからはじめてみましょう。どの体操も誰でもすぐにできる簡単な動作です。筋トレのような苦しいものはありません。長年の痛みに悩んでいる方は、ぜひ試してみてください。しばらく続けていると、気づいたときには痛みが軽減しているはずです。

◎各体操は、「脱力スワイショウ体操」をひと通り行ったあとにやると効果的です。

◎各体操ごとに、効果を確認する方法も紹介しているので、体操の前後で行ってみてください。

◎各動きは、特に指定がないものは1分ぐらいを目安に行います。毎日続けることで、しっかりボディマップを定着させましょう。

## 肩コリ

肩から指先にかけての神経の通りをよくして、その周辺のボディマップを形成します。肩の力みが抜ければ、コリも痛みも和らぎます。

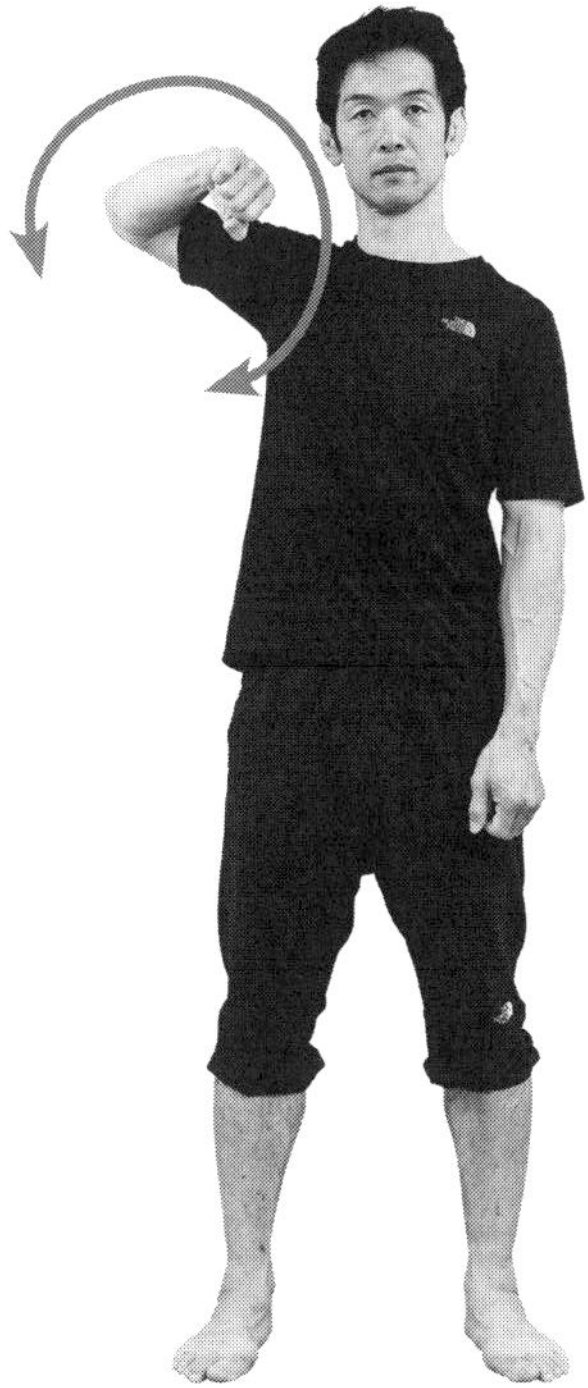

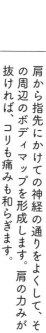

**ボディマップ確認法**

事前に、ひじを曲げた状態で、腕を片方ずつぐるぐる回して、肩の動き具合を確認しておく。体操が終わったら、もう一度同じ要領で腕をぐるぐる回してみる。前より動かしやすくなっていれば、肩から指先にかけてのボディマップは前より鮮明になっている。

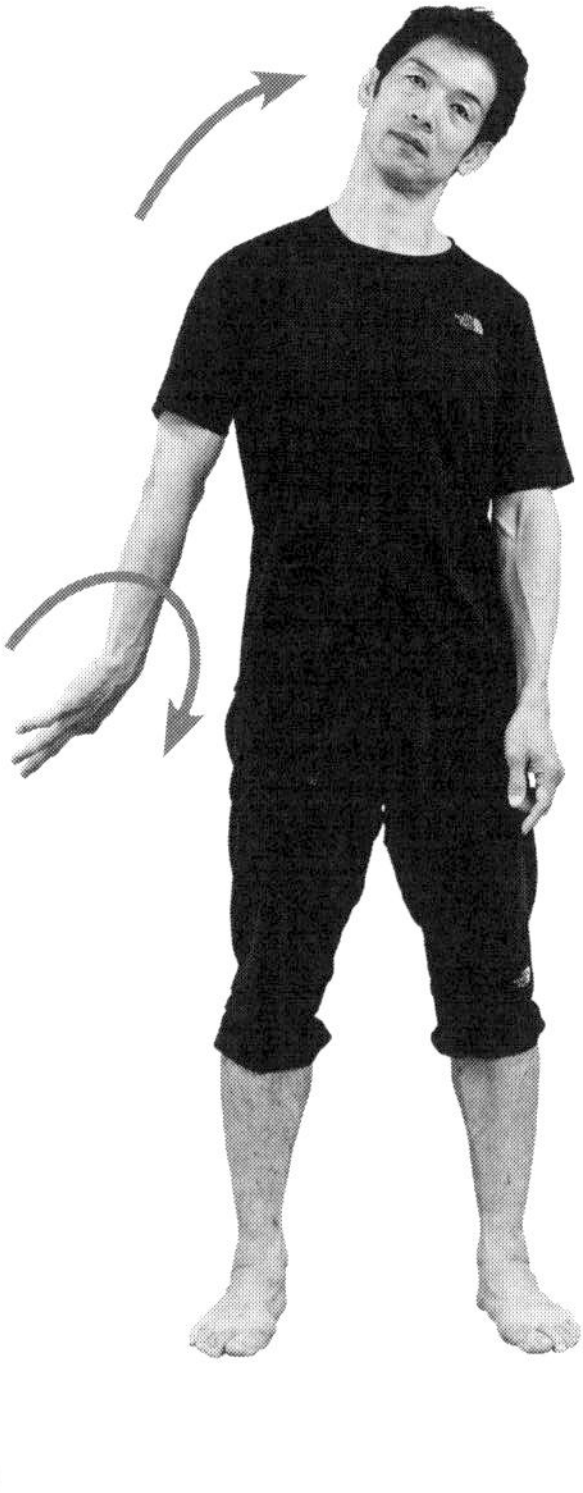

①

自然に立ち、ストレッチしたい肩と反対の方向に頭を倒す。同時にストレッチしたいほうの腕を伸ばして手のひらを内側にねじり、10秒ほど数える。

**肩は下げるように意識しましょう。腕はぴんと伸ばさず、10段階中の3ぐらいのゆるい伸ばし方でOKです。10段階の10は痛すぎてがまんできないレベル、0は何も感じないレベルです**

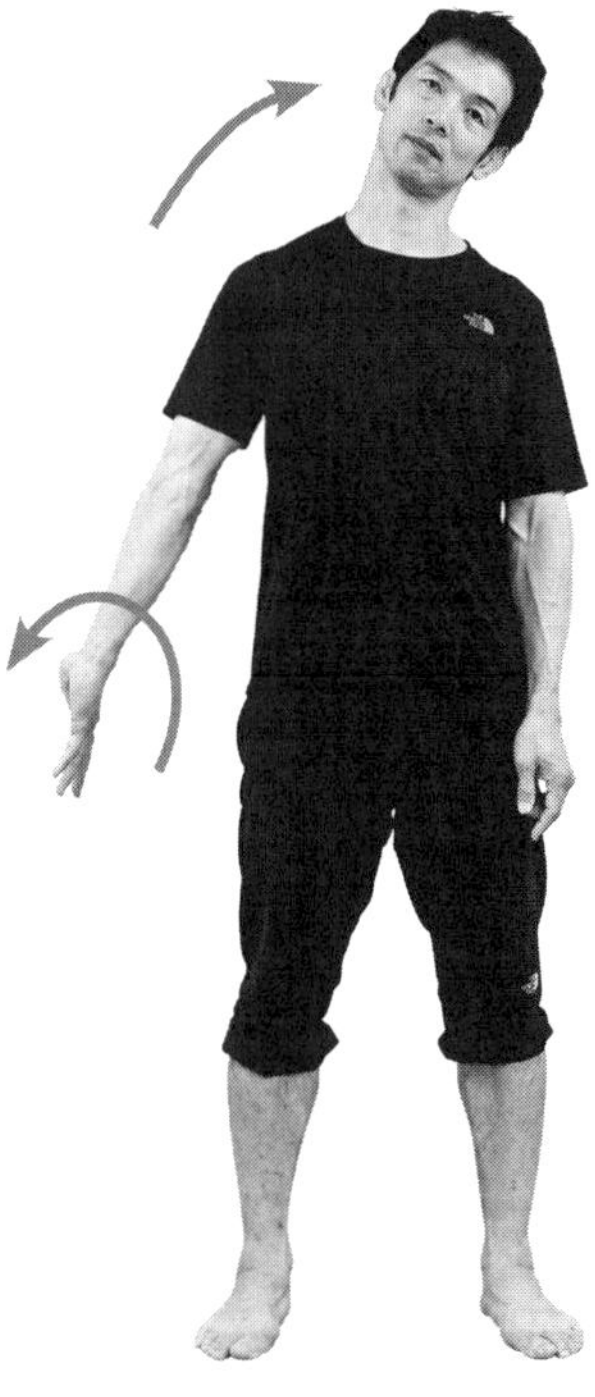

②

同様に、手のひらを外側にねじり、10秒ほど数える。①と②を３セット繰り返す。

肩コリを治すには、呼吸も大切です。深いゆったりとした呼吸を心がけてやってみましょう

# 首の痛み

首のボディマップを形成し、力みと痛みを軽減させます。腰を動かすことで、意識しないうちに首が全方向によく動く体操です。

## ボディマップ確認法

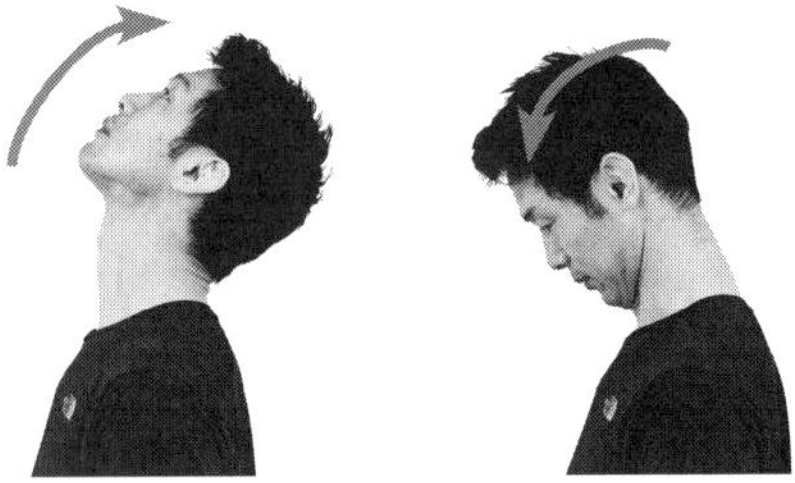

首を前後に倒して、動きを確認。

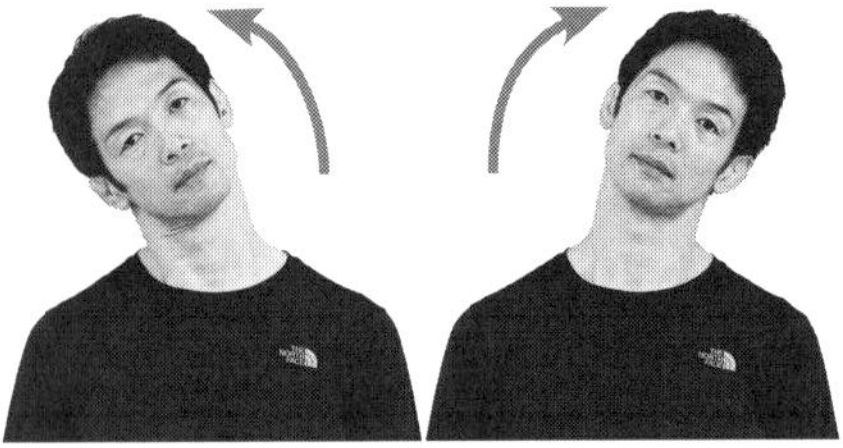

首を左右に倒して、動きを確認。

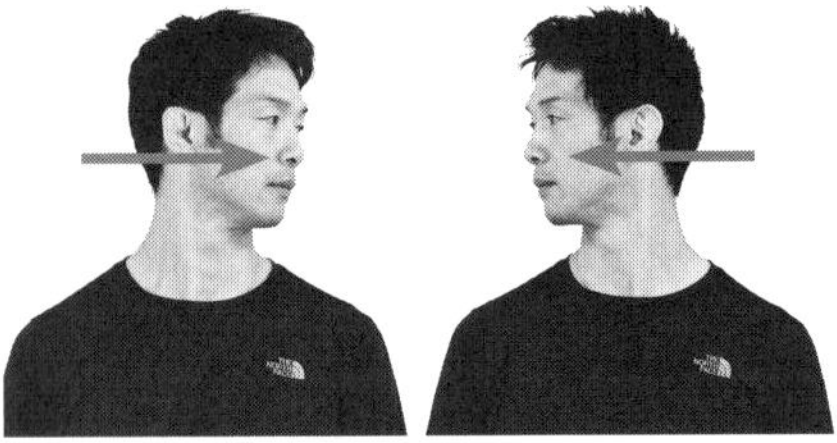

首を左右にねじって、動きを確認。

ひっかかりのあるところがどこか覚えておいて、体操後に動きを比べてみる。

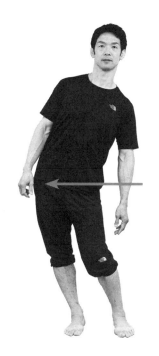

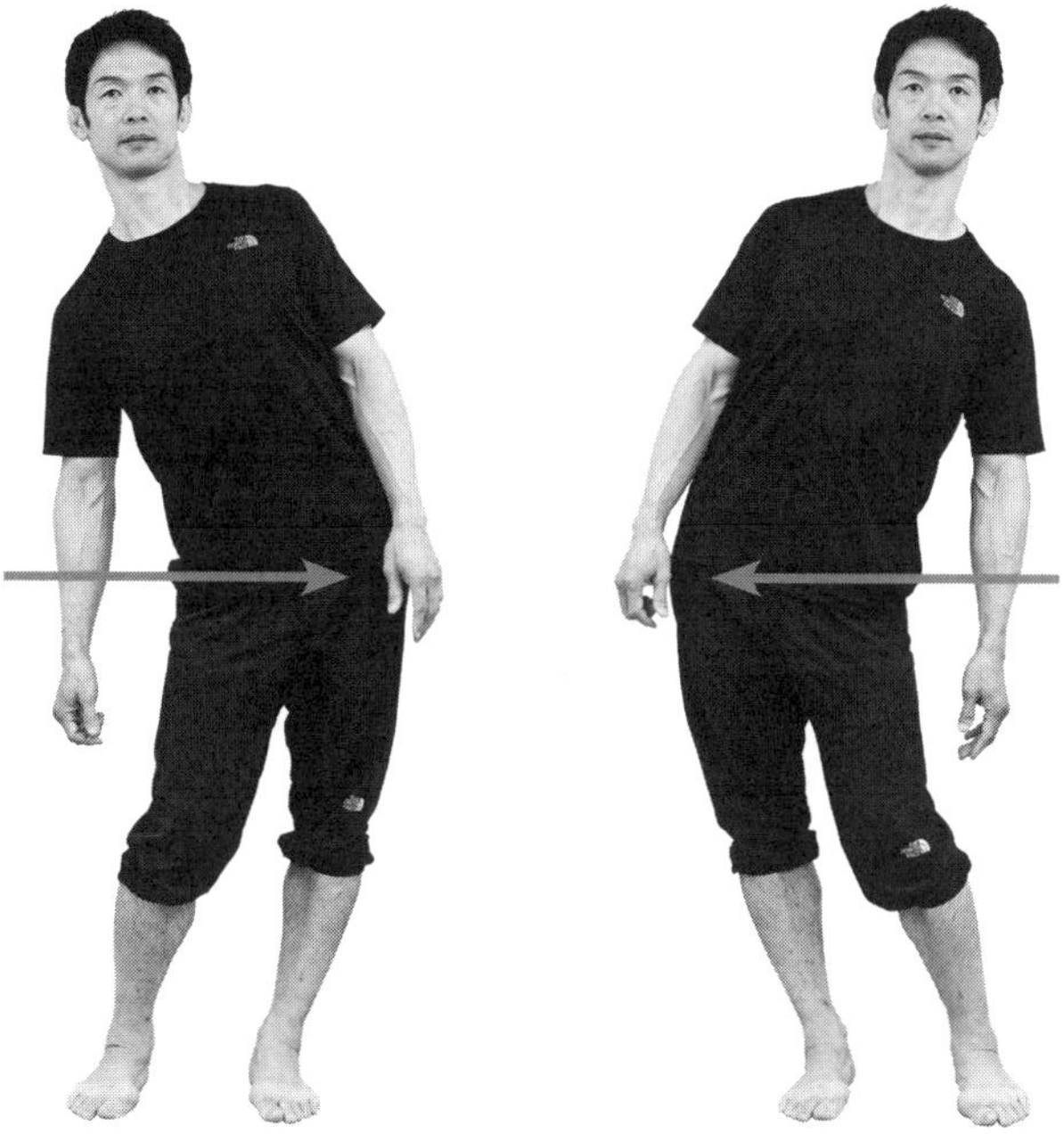

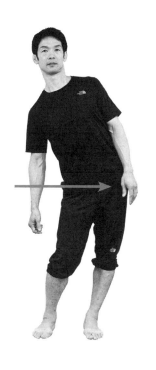

①

腰幅に立ち、頭の位置をできるだけ変えずに、
腰を左右にしばらくスライドさせる。

**視線と頭はできるだけ動かさないようにしますが、首は自然にやや動きます**

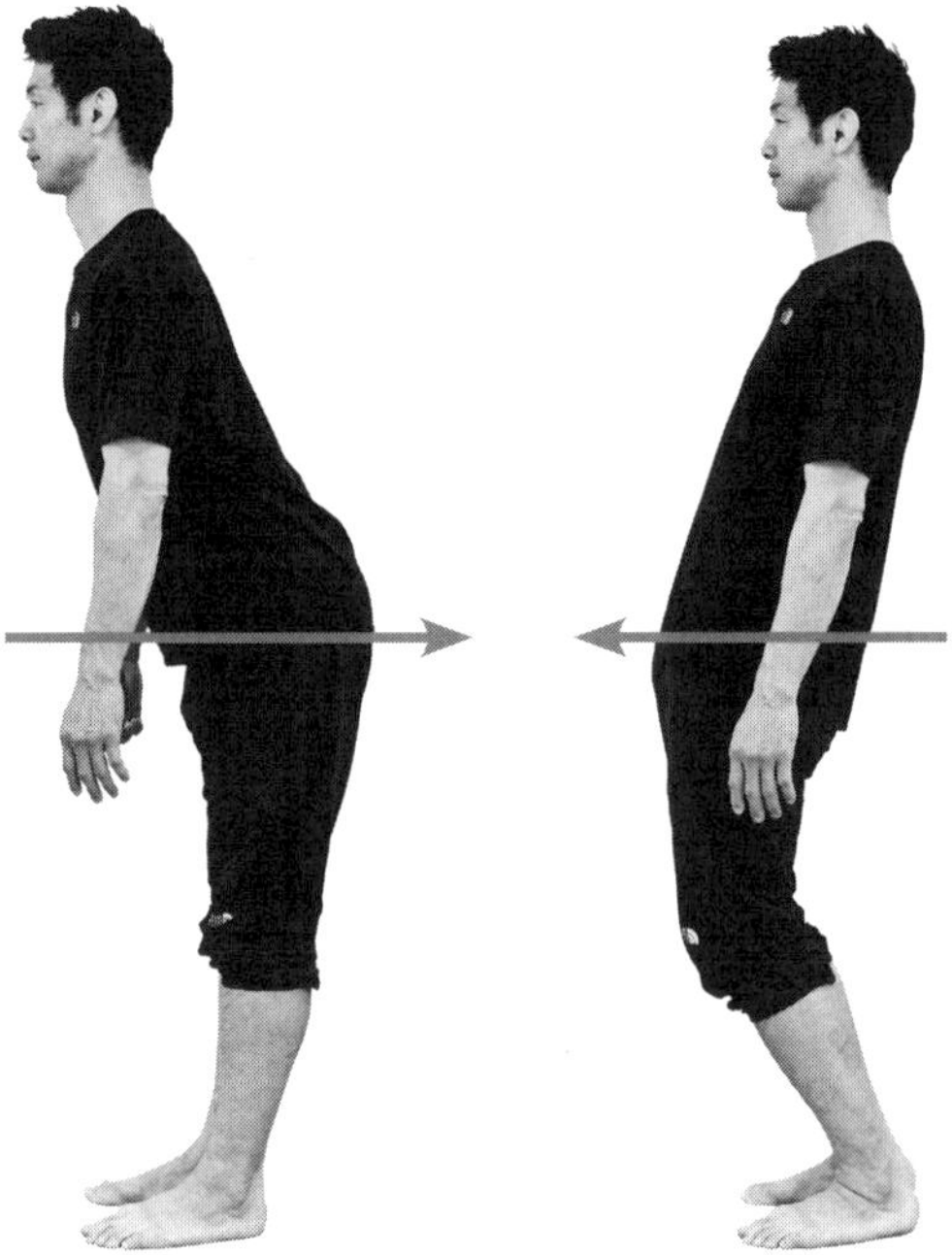

②

同様に、腰を前後にしばらく動かす。

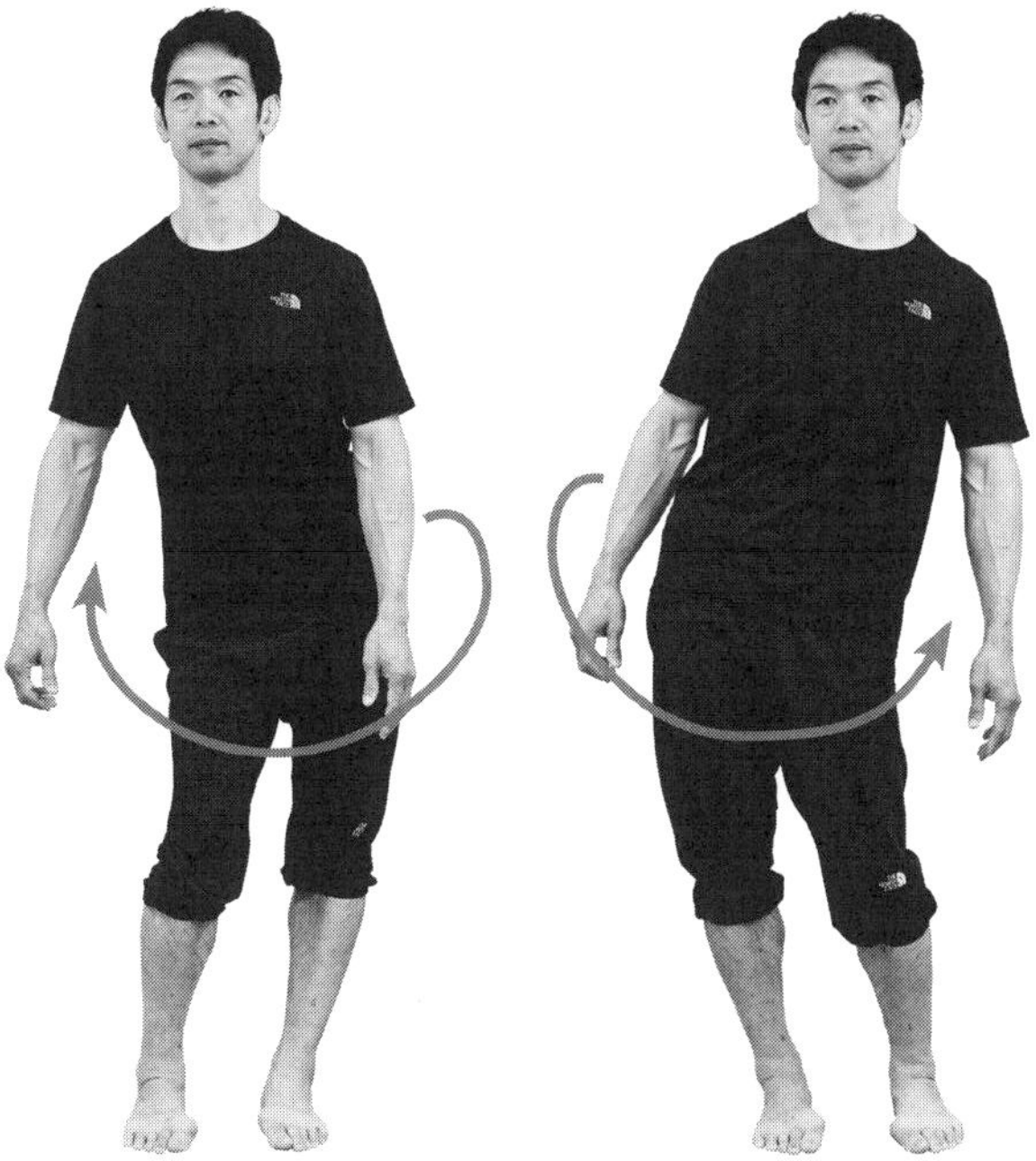

③

慣れてきたら、腰を横→前→反対の横→後ろと動かし、徐々に円を描いていく。1分ぐらい行ったら、逆回しも同様に行う。

**頭が動かないようにしながら、腰をできるだけ大きく動かしましょう**

## 腰痛 その❶

腰痛にはさまざまな種類がありますが、多いのが脊柱起立筋が硬くなっているパターン。そこに働きかけて、腰の痛みを軽減します。

**ボディマップ確認法**

体操の前に、148ページの「ボディマップ確認法」をやってみて、痛みが出ないぎりぎりの度合いを確認する。体操後、もう一度やって、動きと痛みがどう変化したか確認してみる。

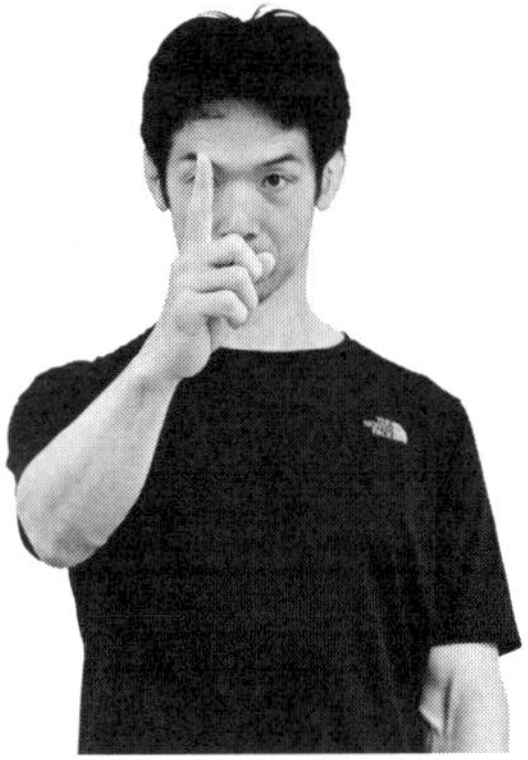

①

右腕を伸ばし、人差し指を立てる。

脊柱起立筋を支配している神経は、目と三半規管と深い関係にあります。目と三半規管をしっかり使う体操で、脊柱起立筋とその周辺のボディマップを形成します

②

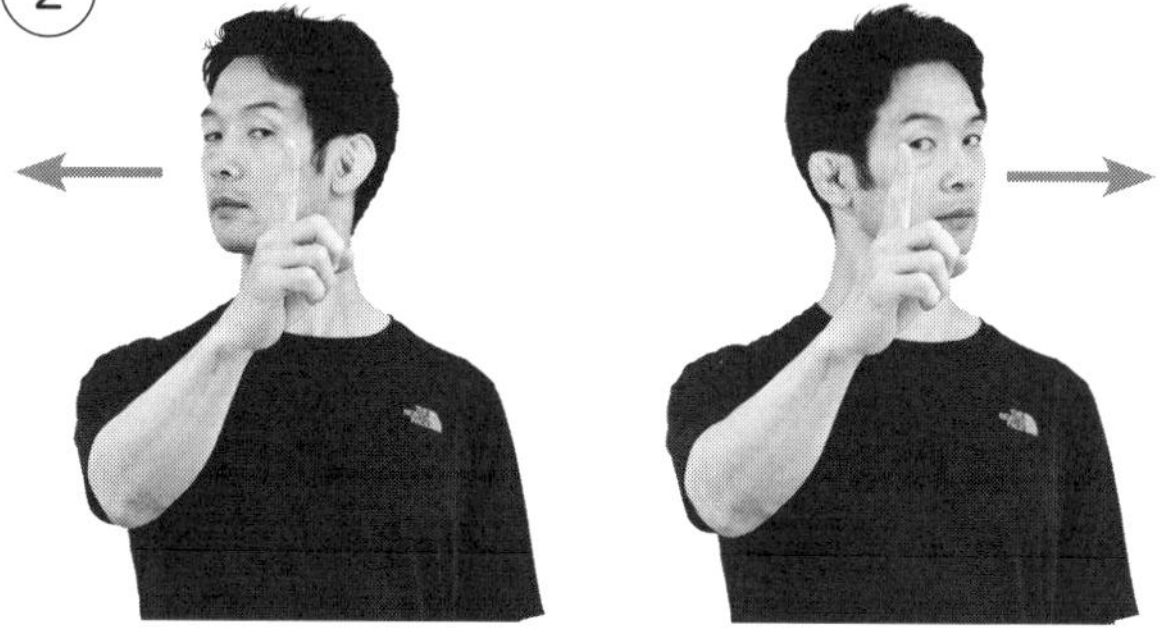

人差し指に視線を合わせたまま、
首を左右に動かす。10往復。

③

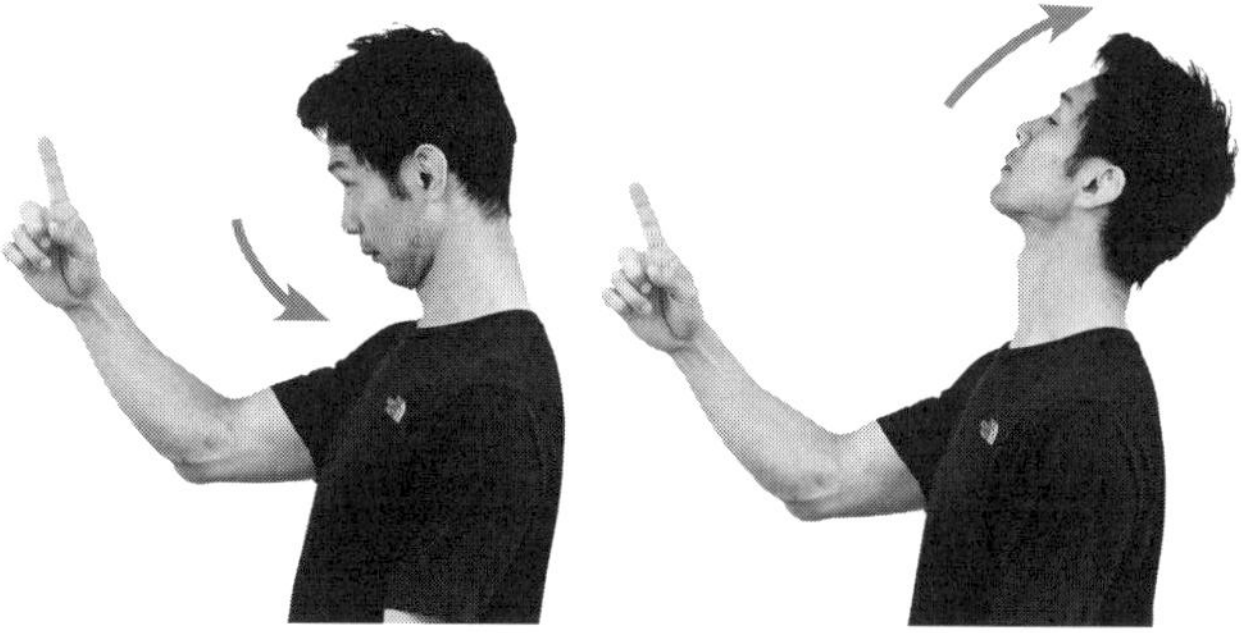

同様に、首を上下に10往復させる。

④

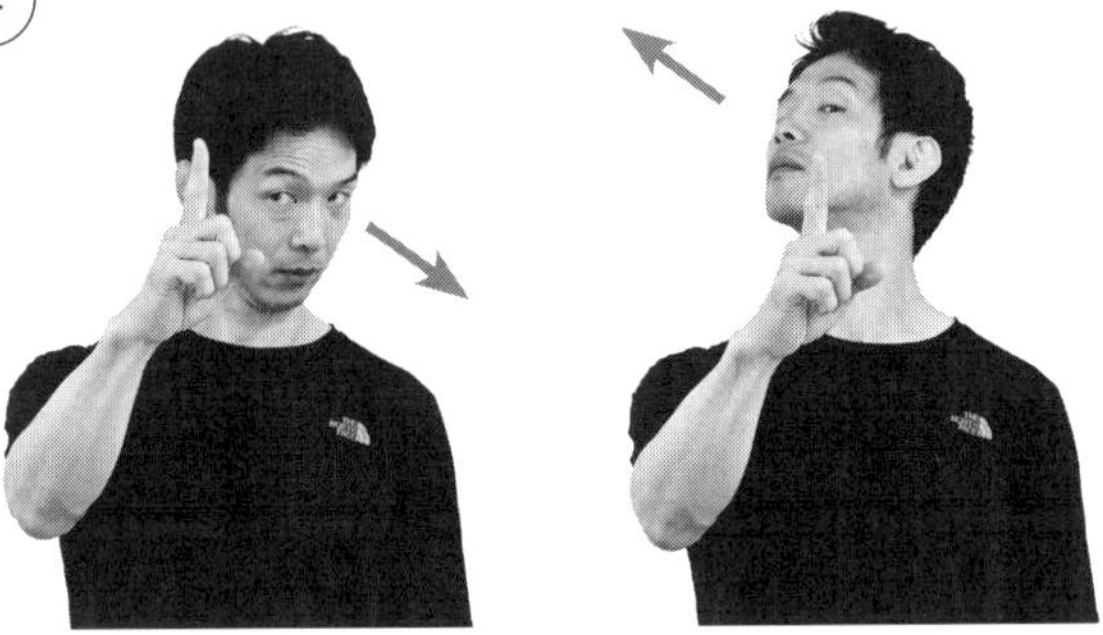

同様に、首を斜めに10往復させる。

⑤

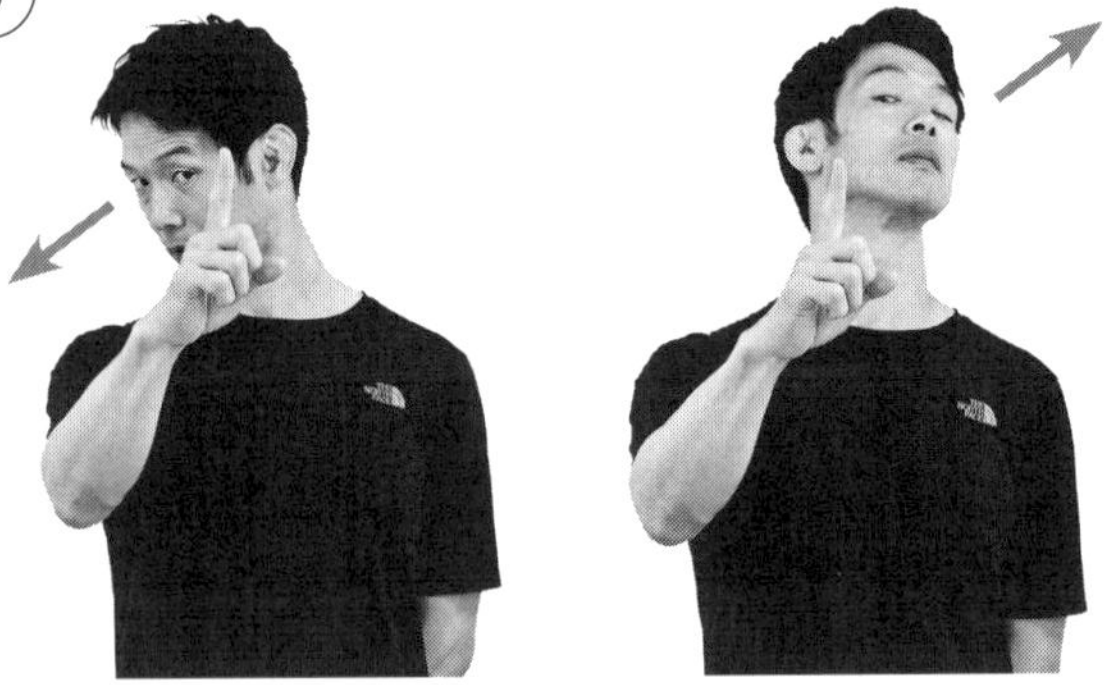

反対の斜めも10往復させる。

## 腰痛 その❷

お腹に力が入らず、結果的に腰に力みが生じている腰痛を軽減する体操です。お腹まわりのボディマップを形成します。

①

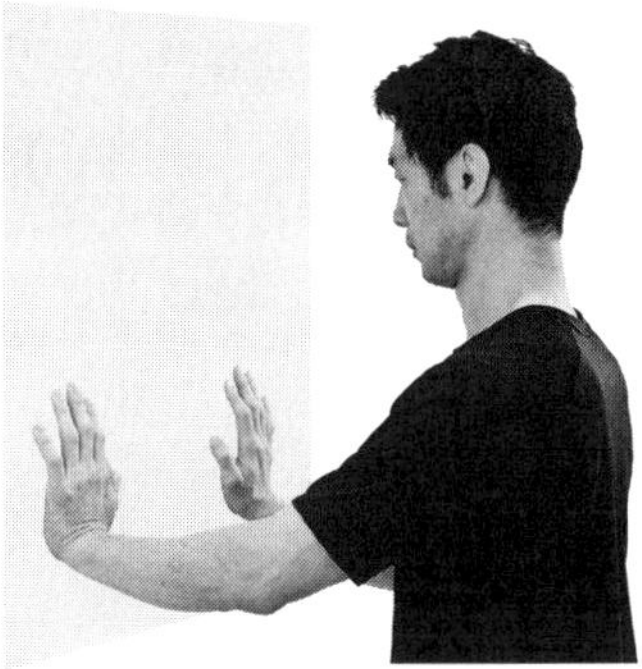

壁に向かって腰幅に立ち、ひじを自然に上げて両手のひらを壁につける。

②

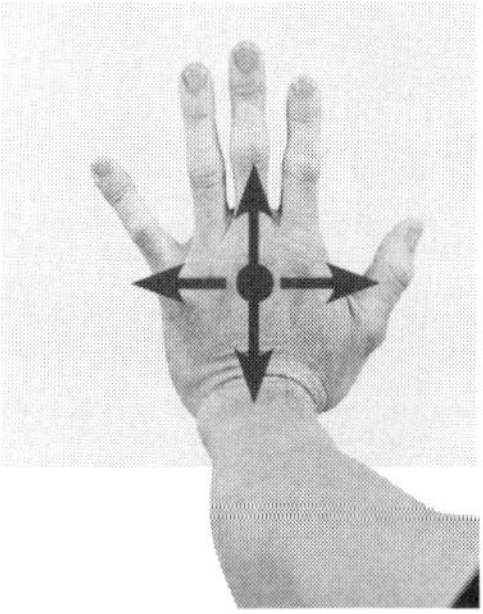

体は動かさずに、手で壁を上に押すようなつもりで力を入れて、10秒数える。同様に、下、左、右とそれぞれ行う。

**人は手を動かそうとするとまずお腹に力が入るので、この体操を行うことでお腹まわりのボディマップが鮮明になります**

# ひざ痛

ひざは、股関節・足首とワンセットで動きます。股関節と足首のボディマップを形成して動きを良くし、ひざの負担を軽減しましょう。

**ボディマップ確認法**

体操の前に、できる範囲で屈伸してみて、動きと痛みの程度を確認する。体操後、もう一度やって、動きと痛みがどう変化したか確認してみる。

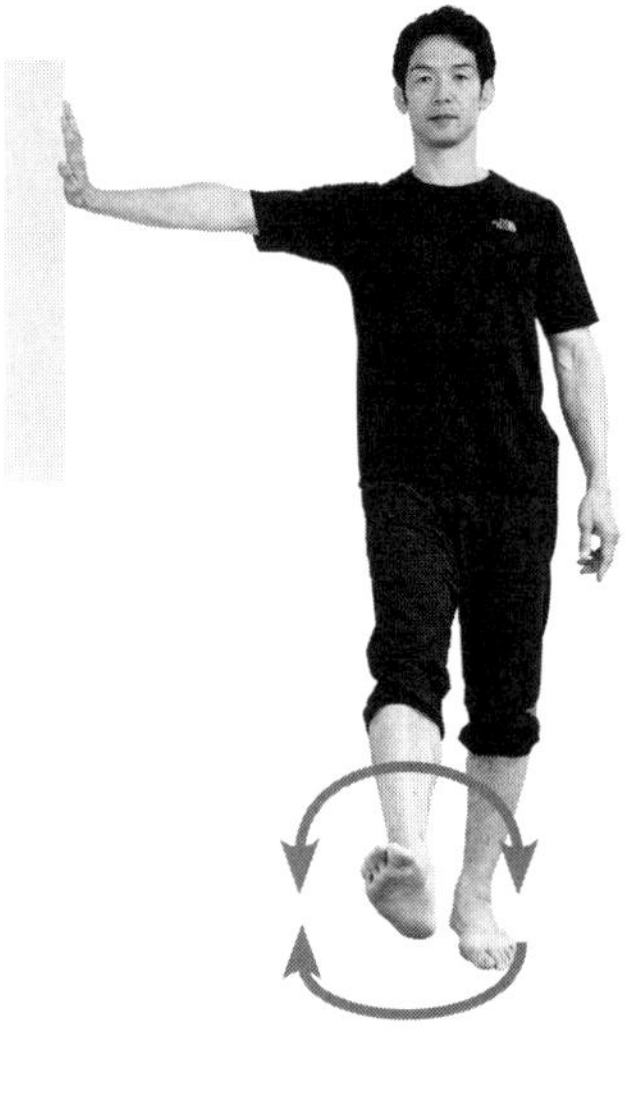

①

手を壁について、左脚で立つ。体をできるだけ真っすぐにして、右脚を前方に伸ばし、45度ぐらい床から上げる。足首を立てたまま脚全体で直径30センチぐらいの円をゆっくり描く。右回し・左回しを２回ずつ行う。

**骨盤を動かさないようにして、股関節を動かすことを意識し、脚全体を回しましょう。股関節のボディマップを形成します**

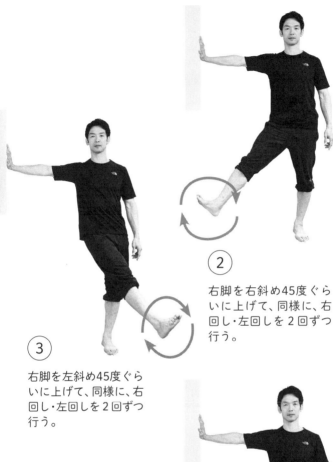

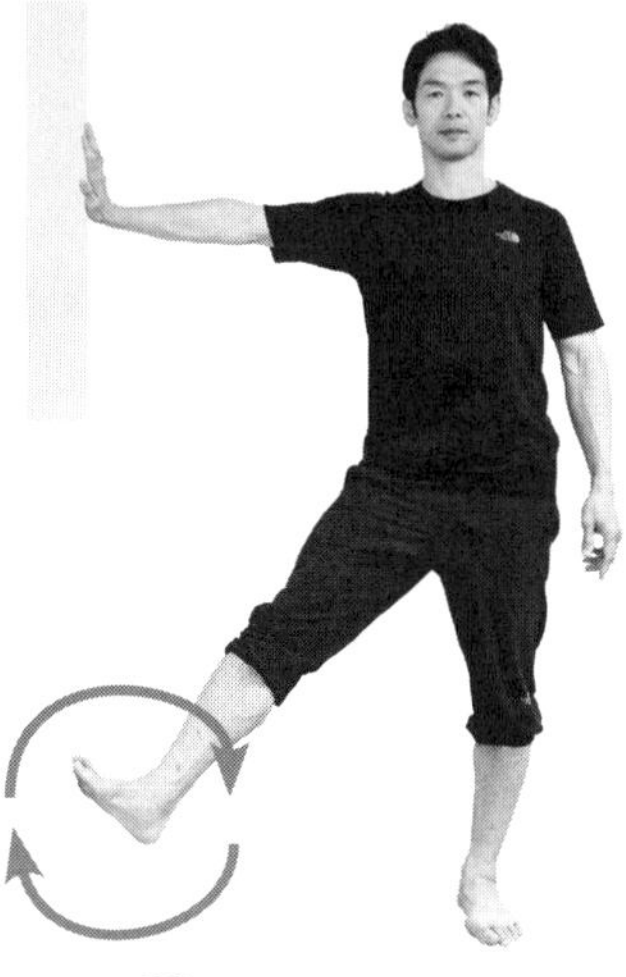

②

右脚を右斜め45度ぐらいに上げて、同様に、右回し・左回しを２回ずつ行う。

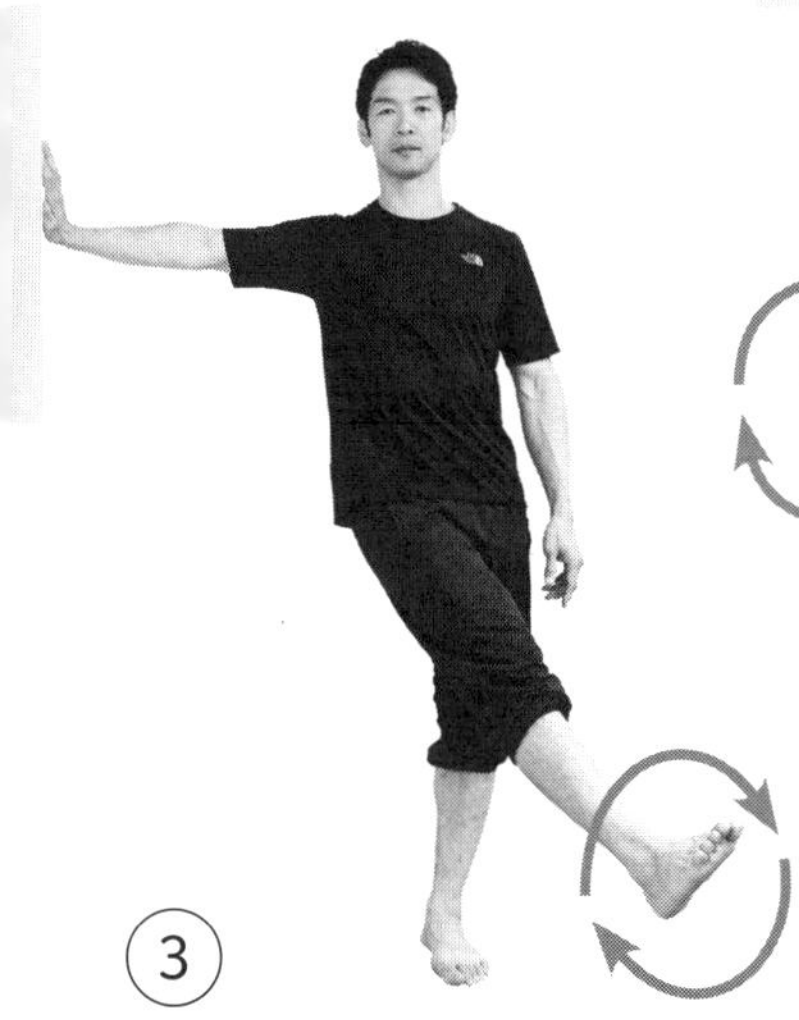

③

右脚を左斜め45度ぐらいに上げて、同様に、右回し・左回しを２回ずつ行う。

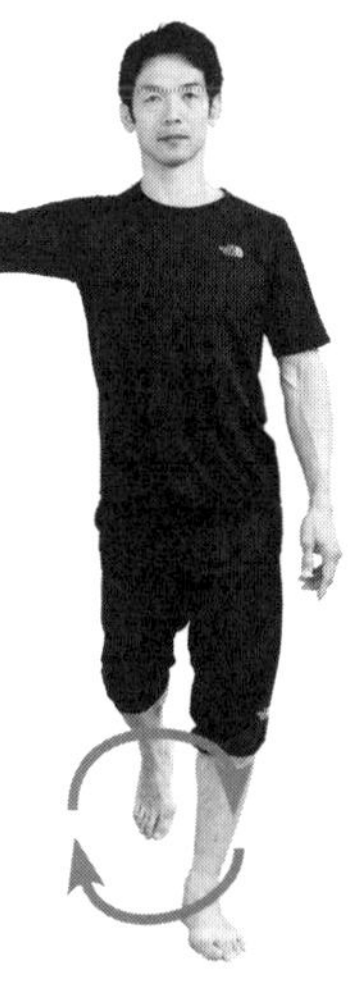

④

右脚を真後ろに45度ぐらい床から上げて、同様に、右回し・左回しを２回ずつ行う。

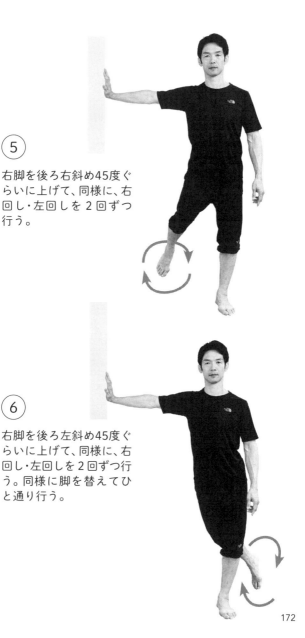

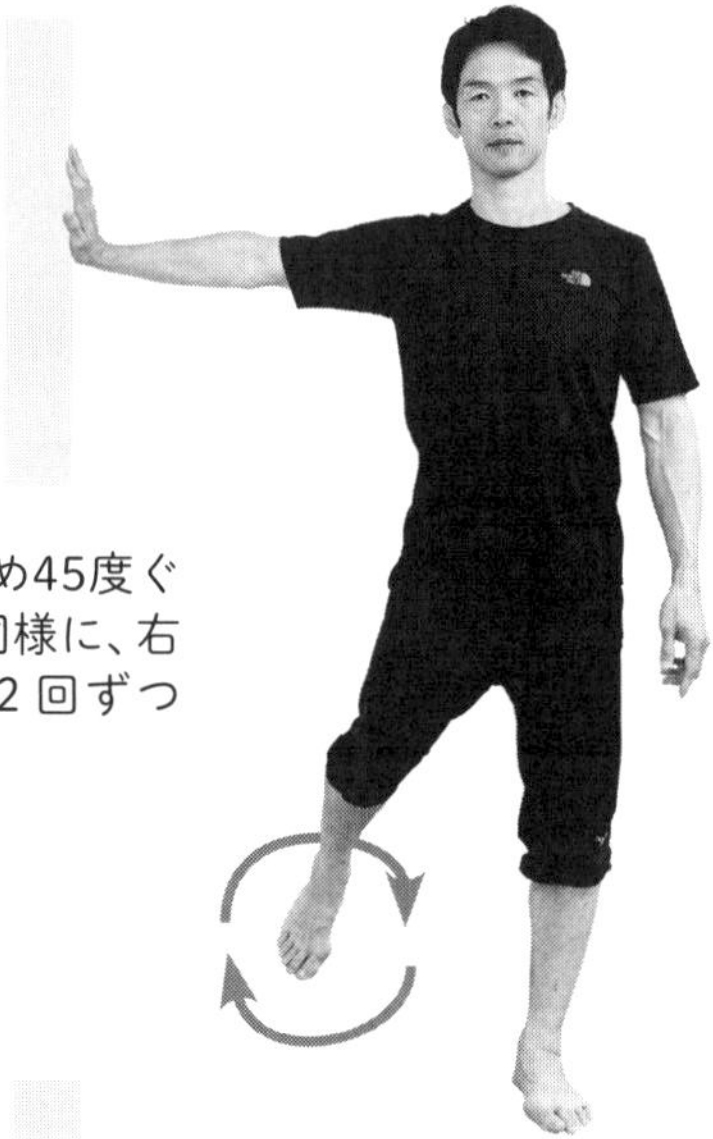

⑤

右脚を後ろ右斜め45度ぐらいに上げて、同様に、右回し・左回しを２回ずつ行う。

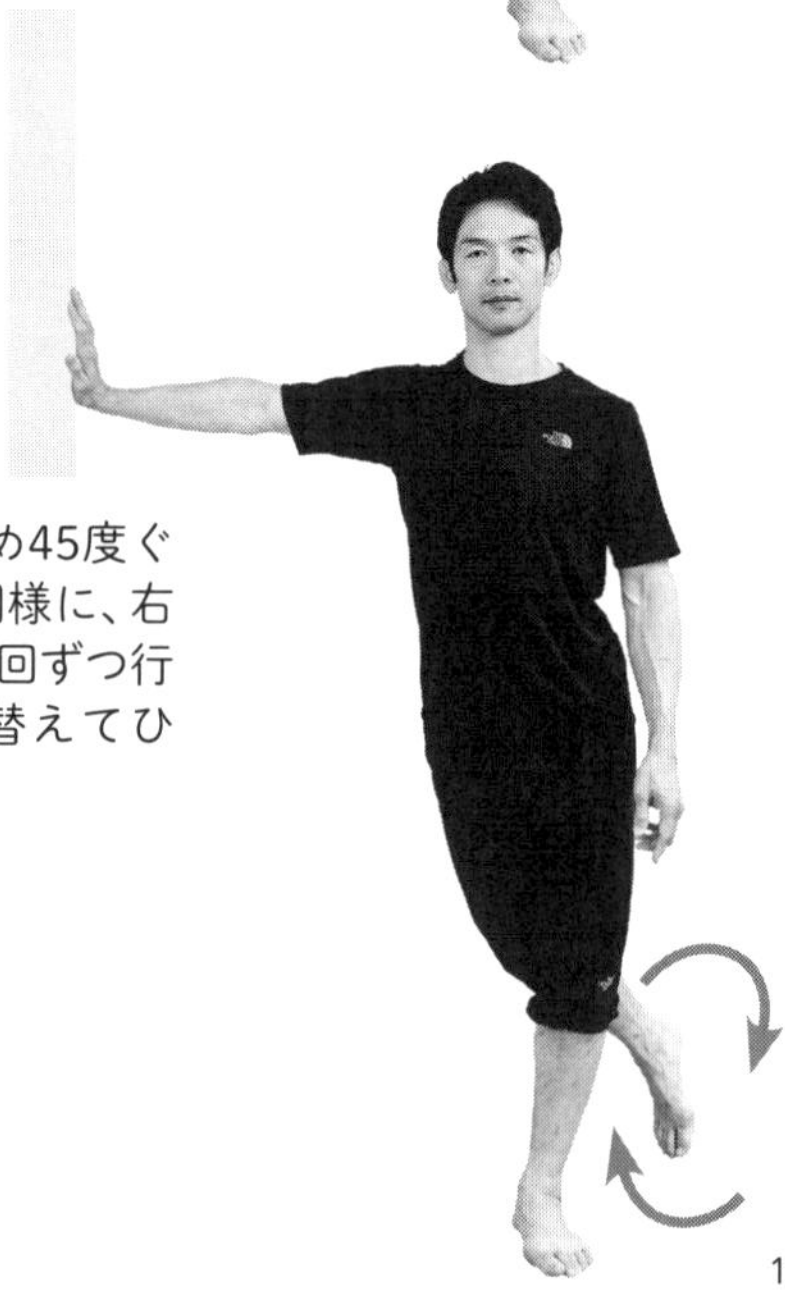

⑥

右脚を後ろ左斜め45度ぐらいに上げて、同様に、右回し・左回しを２回ずつ行う。同様に脚を替えてひと通り行う。

⑦

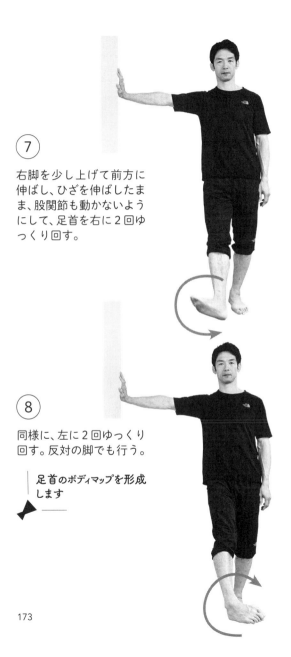

右脚を少し上げて前方に伸ばし、ひざを伸ばしたまま、股関節も動かないようにして、足首を右に２回ゆっくり回す。

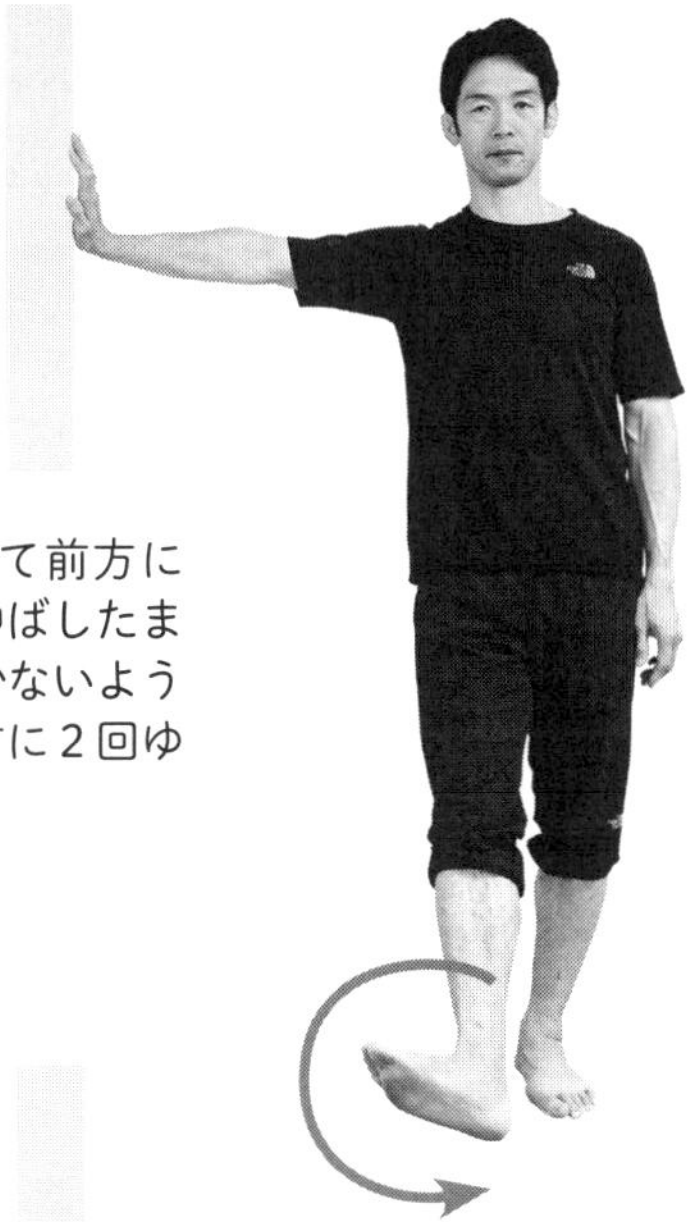

⑧

同様に、左に２回ゆっくり回す。反対の脚でも行う。

**足首のボディマップを形成します**

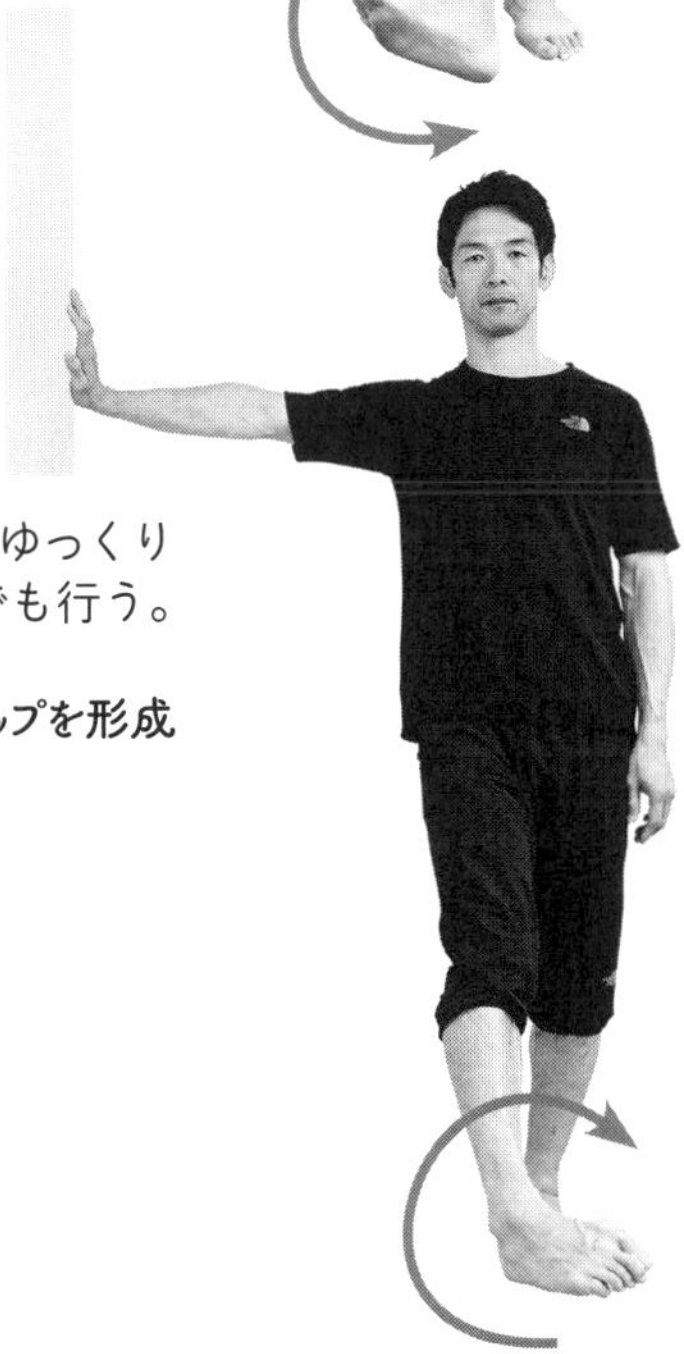

# 顎関節症 その1

噛む筋肉を支配している三叉神経に働きかける体操です。顎周辺のボディマップを形成して動きを良くし、顎の痛みを軽減します。

## ボディマップ確認法

歯をカチカチやってみて、左右均等に噛めているか確認する。次に、左側、右側とそれぞれ噛んでみて、力が入りやすいか入りにくいかを確認。力が入りにくい、顎に痛みがある、顎の骨が鳴るなど、噛み合わせが悪いほうで、その1とその2をやてみる。終わったらもう一度噛み合わせ具合を確認してみる。

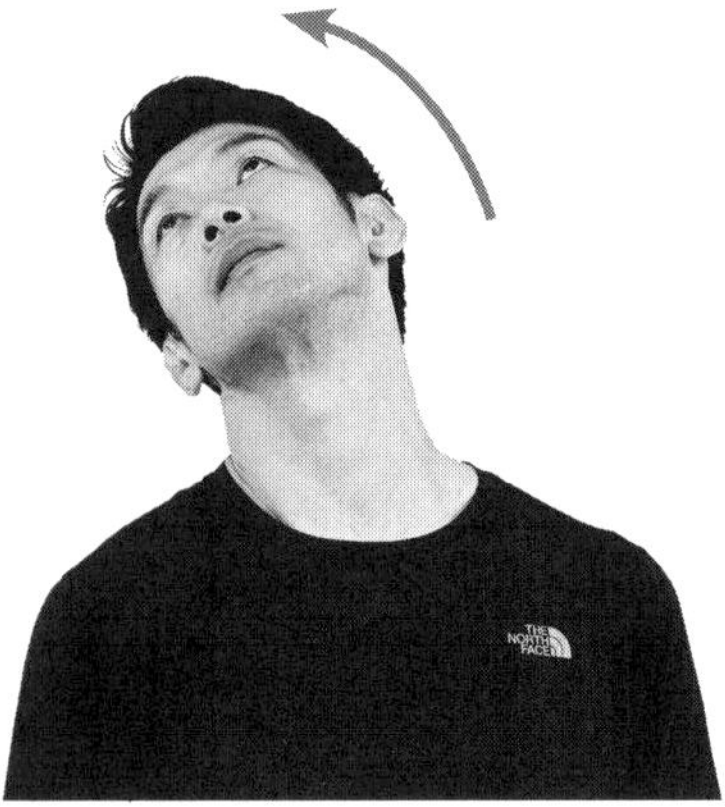

①

噛み合わせが悪いほうが右なら、右斜め後ろに頭を傾ける。

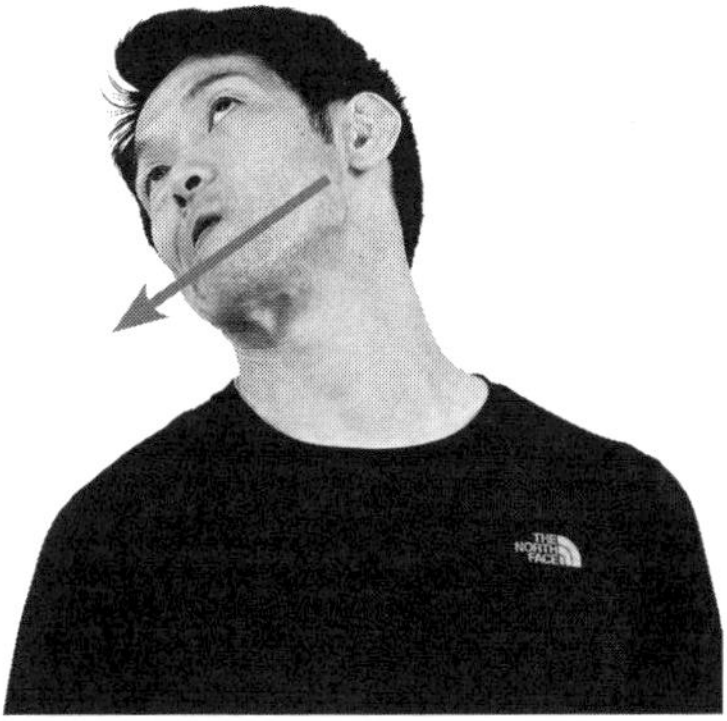

②

右側に下顎をずらし、約１分そのままにする。

できれば、1分より少し長くそのままにしましょう。行うのは噛み合わせが悪いほうだけで大丈夫です

## 顎関節症 その❷

①

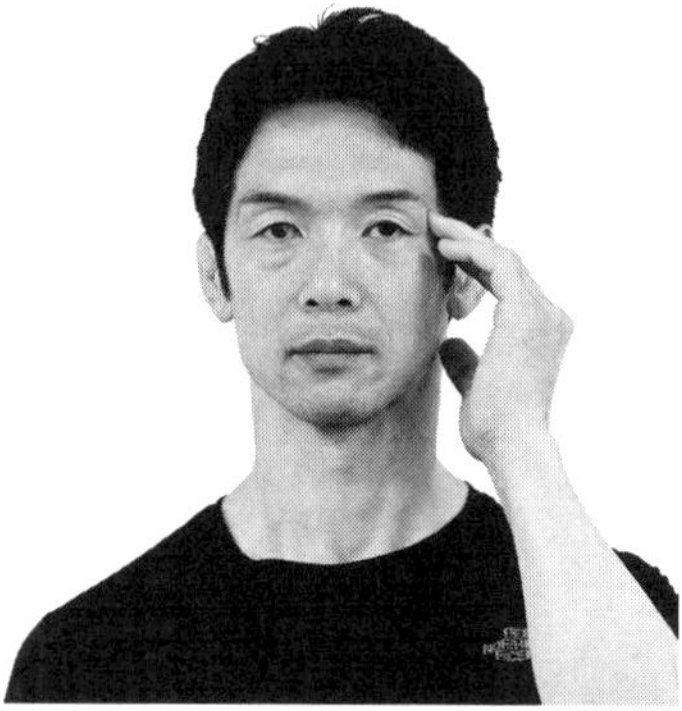

噛み合わせが悪いほうが左なら、左目のやや後ろのくぼんでいるところに指をあてる。

②

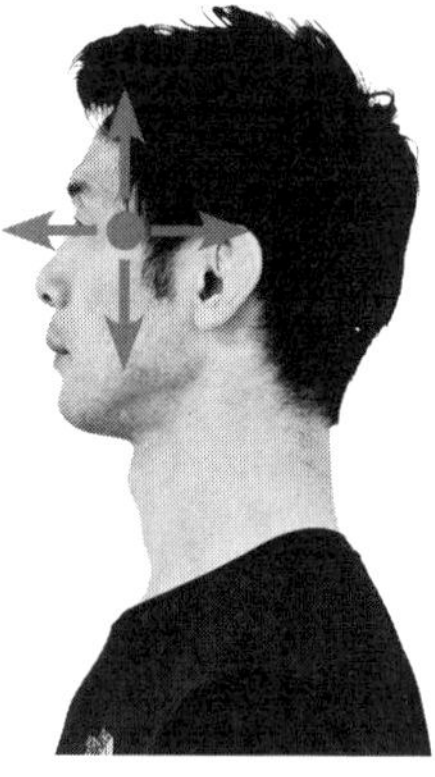

指で皮膚を抑えながら、上下左右にしばらく動かす。

**強く押す必要はありません。噛み合わせが悪いほうだけで大丈夫です**

# 眼精疲労 その❶

目に入る情報をしばらく遮断することで、目の疲れをとります。過剰な情報を止めることで、全身の力みもとれ動きが良くなります。

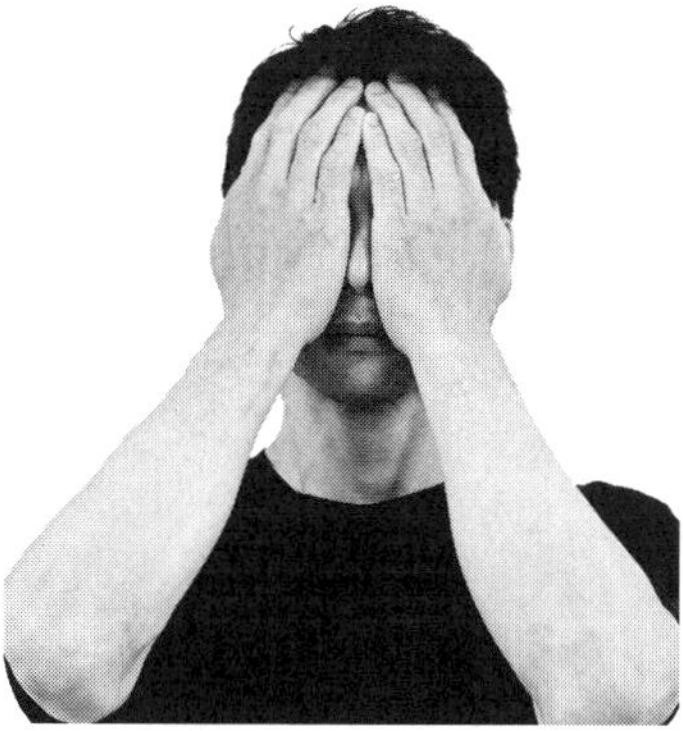

目をつぶって、両方の手のひらで目を覆う。そのまま2～3分、見えているつもりで遠くを見る。

**このとき目がチカチカしている人は、眼精疲労が起きています。目を休ませると背骨の動きも良くなります**

**ボディマップ確認法**

体操の前に前屈と後屈をやって、どれぐらい曲がるか確認する。体操後、もう一度やってみて、動きが良くなっているか確認する。動きが良くなっていると、目の疲れも改善されている。

## 眼精疲労 その❷

目を動かす筋肉を指で直接刺激します。その周辺のボディマップを形成することで、目の力みをとり、眼精疲労を癒します。

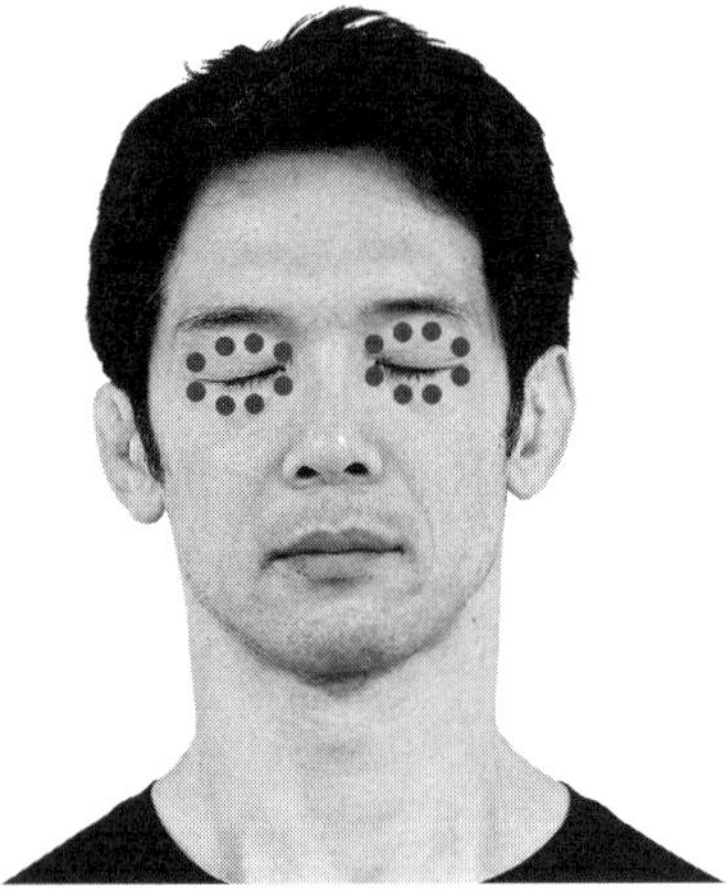

目を閉じ、眼球と眼孔の間の隙間を指で軽く押す。目のまわりぐるりと8か所押してみる。一番痛かったところを、重点的に押す。

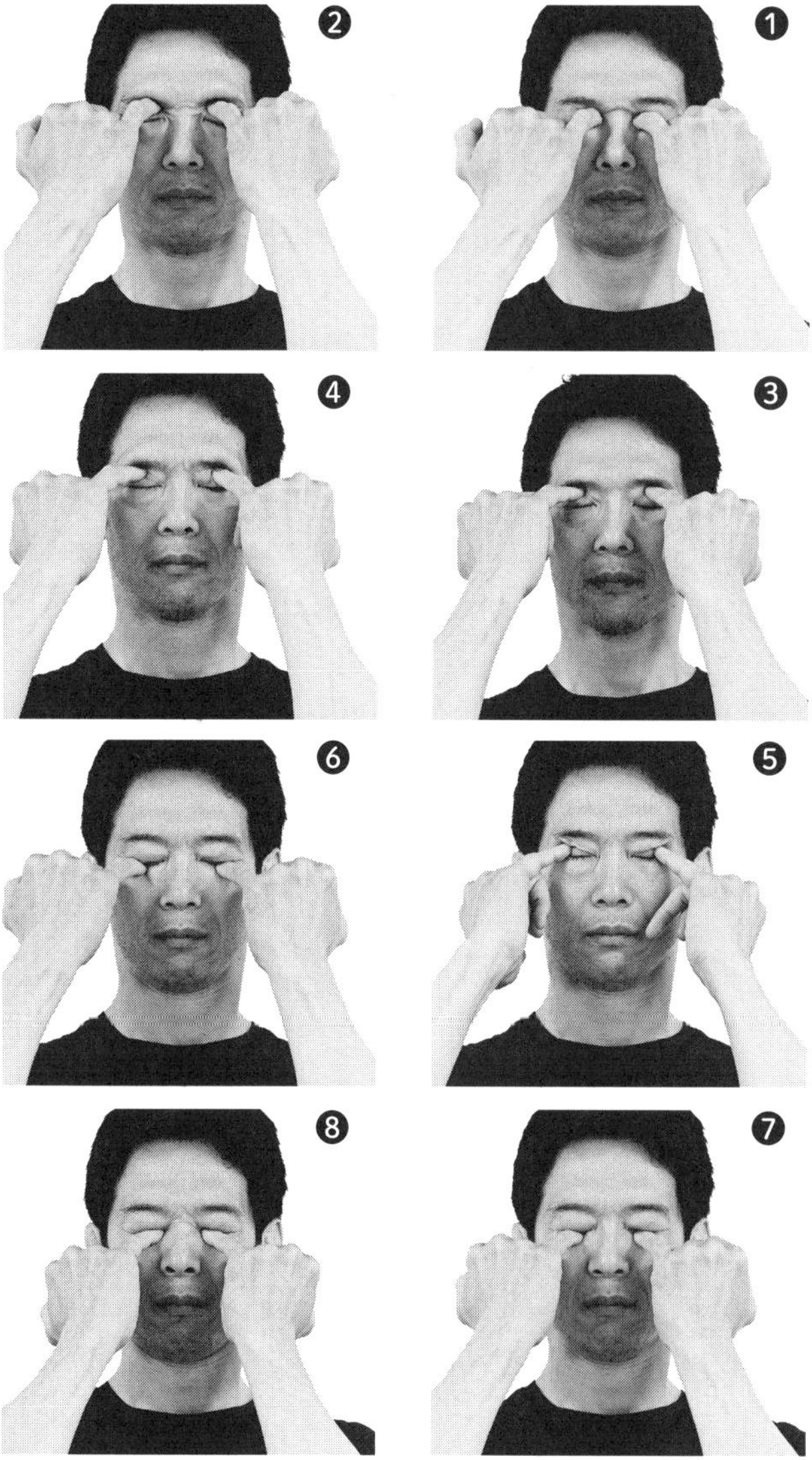
❶
❷
❸
❹
❺
❻
❼
❽

【参考文献】

『保育者が知っておきたい 発達が気になる子の感覚統合』木村 順・著／小黒早苗・協力（学研プラス）
『健康寿命を伸ばす認知動作型ＱＯＭトレーニング』小林寛道（杏林書院）
『タッチ（神経心理学コレクション）』岩村吉晃（医学書院）

【参考サイト】

『ボディディスカバリーカレッジ』

著者紹介

## 鈴木亮司〈すずき りょうじ〉

1977年千葉県館山市生まれ。東京健康科学専門学校卒。がんばらないトレーニング「体芯力®」のパーソナルトレーナー。日本体芯力協会会長。認知動作型トレーニング指導者。全米エクササイズ& スポーツトレーナー協会認定トレーナー。高校卒業後、トレーナーの専門学校に入学。同時に格闘技をはじめ、総合格闘技やK-1 などで活躍。選手引退後の2010 年より、トレーナー活動に専念する。格闘家時代のケガをきっかけに東洋医学や武術を研究。体育学の権威である小林寛道東大名誉教授と出会い、理論的裏づけを得て「がんばらなくても効果の出るトレーニング」=「体芯力」体操を考案する。

アメリカプロバスケット選手、有名格闘技道場、プロ格闘家、プロボクサーから80歳以上の高齢者まで、ほぼ同じ内容のトレーニングを実施。20年間でのべ4万人以上のパーソナルトレーナーを務める。セミナー講師、トレーナーの育成業務も行っている。また、医師や作業療法士、理学療法士などを対象に、心身の「無意識な力み」をとる方法、脳神経から身体を活性化させる体芯力の理論と実践法を指導している。

著書に、『インナーマッスルに効く「体芯力」全身体操』『体のたるみを引きしめる！「体芯力」体操』『腰・ひざ 痛みとり「体芯力」体操』『100歳まで歩ける！「体芯力」体操』（青春出版社）がある。



本文デザイン… 青木佐和子
撮影……………… 小野岳也
本文イラスト…… 瀬川尚志
編集協力………… 上原章江

# 人生の活動源として

いま要求される新しい気運は、最も現実的な生々しい時代に吐息する大衆の活力と活動源である。

文明はすべてを合理化し、自主的精神はますます衰退に瀕し、自由は奪われようとしている今日、プレイブックスに課せられた役割と必要は広く新鮮な願いとなろう。

いわゆる知識人にもとめる書物は数多く窺うまでもない。

本刊行は、在来の観念類型を打破し、謂わば現代生活の機能に即する潤滑油として、逞しい生命を吹込もうとするものである。

われわれの現状は、埃りと騒音に紛れ、雑踏に苛まれ、あくせく追われる仕事に、日々の不安は健全な精神生活を妨げる圧迫感となり、まさに現実はストレス症状を呈している。

プレイブックスは、それらすべてのうっ積を吹きとばし、自由闊達な活動力を培養し、勇気と自信を生みだす最も楽しいシリーズたらんことを、われわれは鋭意貫かんとするものである。

—創始者のことば— 小澤和一

「脱力《だつりょく》」はなぜ体《からだ》にいいのか　青春新書 PLAYBOOKS

2023年 8 月25日　第 1 刷

著　者　鈴《すず》木《き》亮《りょう》司《じ》

発行者　小澤源太郎

責任編集　株式会社プライム涌光

電話　編集部　03(3203)2850

発行所　東京都新宿区若松町12番1号 〒162-0056　株式会社青春出版社

電話　営業部　03(3207)1916　振替番号　00190-7-98602

印刷・三松堂　製本・フォーネット社

ISBN978-4-413-21203-8